Dr. Vidya Doddawad

Saliva e saúde oral

Dr. Vidya Doddawad

Saliva e saúde oral

Fisiologia e patologia

ScienciaScripts

Imprint
Any brand names and product names mentioned in this book are subject to trademark, brand or patent protection and are trademarks or registered trademarks of their respective holders. The use of brand names, product names, common names, trade names, product descriptions etc. even without a particular marking in this work is in no way to be construed to mean that such names may be regarded as unrestricted in respect of trademark and brand protection legislation and could thus be used by anyone.

Cover image: www.ingimage.com

This book is a translation from the original published under ISBN 978-3-659-85007-3.

Publisher:
Sciencia Scripts
is a trademark of
Dodo Books Indian Ocean Ltd. and OmniScriptum S.R.L publishing group

120 High Road, East Finchley, London, N2 9ED, United Kingdom
Str. Armeneasca 28/1, office 1, Chisinau MD-2012, Republic of Moldova, Europe
Printed at: see last page
ISBN: 978-620-4-50384-4

Índice:

SALIVA E SAÚDE ORAL

<u>INTRODUÇÃO</u>

A saliva é um dos fluidos populares no corpo humano. Falta-lhe o drama do sangue, a sinceridade do suor do apelo emocional das lágrimas. A maioria das pessoas, pensa na saliva - que raramente o fazem como sua conveniência, útil para lamber selos e selar envelopes. Os dentistas praticantes acham que é um incómodo, ser esponjado, evacuado ou represado. Mas a saliva é muito mais do que água. Está repleta de proteínas que ajudam a controlar as hordas de micróbios na nossa boca. Está recheada de substâncias que fazem o nosso filamento de cuspo, impedem a dissolução dos nossos dentes e ajudam a cicatrizar as feridas. Está repleto de uma infinidade de hormonas e outros químicos que revelam qualquer coisa, desde o facto de se fumar até ao stress.

Assim, não é de admirar que os problemas comecem a fermentar quando a boca seca. As cavidades florescem como flores na Primavera. As línguas tornam-se doridas e fissuradas, e locais de reprodução de leveduras. Num mundo com cuspo, falar e engolir são desafios, comer uma bolacha é o cúmulo da imprudência, etc.

Tais indignidades serão mais frequentes em anos futuros, porque o número de pessoas com problemas de saliva está prestes a aumentar. Milhares de doentes recebem quimioterapia ou radioterapia para tratamento de patologia da cabeça e pescoço, depressão, tensão arterial elevada e mais do que isso pode danificar as glândulas salivares de forma permanente/ temporária. Pode ser um milhão a ter a boca seca porque os seus sistemas imunitários estão a atacar as suas próprias glândulas ou efeitos secundários dos medicamentos (25 milhões, segundo algumas estimativas, e mais para vir à medida que a população envelhece).

A saliva é um fluido frequentemente negligenciado. Negligenciada tanto pelos dentistas como pelos médicos, a saliva é o menos conhecido e menos apreciado de todos os fluidos corporais. No entanto, este fluido desempenha um papel vital na manutenção da integridade dos tecidos orais, na selecção e preparação dos alimentos para digestão e na nossa capacidade de comunicar uns com os outros. Também proporciona um meio de diagnóstico não invasivo para uma gama cada vez maior de doenças e situações clínicas.

A sonificação é a transformação das relações de dados em relações percebidas num sinal acústico com o objectivo de facilitar a comunicação ou a interpretação". Utilizada em Manipulações Pré-Analisticas de saliva.

I. **HISTÓRIA**

As análises das propriedades da saliva utilizando metodologias bioquímicas e fisiológicas podem ser rastreadas até pelo menos há mais de um século atrás. É óbvio que em 1898, quando Chittenden et al realizaram o seu estudo sobre a influência das bebidas alcoólicas na digestão e secreção, a medição do total de constituintes orgânicos, sais e cloro na saliva já estava a ser realizada rotineiramente. No final do século XIX, os investigadores já tinham aprendido que a saliva tinha poder digestivo, principalmente sob a forma de amilólise e proteólise. Estudos no início do século XX tinham mostrado algumas provas do efeito dietético na saliva (Neilson e Terry 1906). Notou-se que o poder amilolítico da saliva dos cães aumentava quando se utilizava uma dieta rica em amido. Numa dieta de carne, o poder amilolítico era muito menor ou totalmente inexistente. Estes estudos foram também realizados com saliva humana e foi observado um fenómeno semelhante (Neilson e Lewis 1908).

Num dos primeiros relatórios, observou-se que os níveis salivares de iões de tiocianato podiam ser utilizados para diferenciar os fumadores dos não fumadores (Maliszewski e Bass 1955). O estudo pesquisou o sangue, saliva e urina, e indicou a saliva como a mais sensível entre eles. Por conseguinte, este relatório foi também um dos primeiros a sugerir que o poder diagnóstico da saliva poderia ser pelo menos comparável ao do sangue, sob certas condições. Esta observação foi posteriormente aplicada como indicação química do tabagismo na avaliação de auto-relatos do uso do cigarro (Luepker, Pechacek et al.1981). A facilidade de recolha e análise da saliva tinha tornado-a muito atractiva para os investigadores. Quando foram descobertas potenciais ligações entre a saliva e a doença, foram imediatamente feitas inúmeras tentativas para recolher alterações de componentes inorgânicos da saliva em diferentes estados da doença, principalmente por Mandel 1980. Foi estabelecido que as alterações nas concentrações de potássio e cálcio (indexadas como Cálcio & Potássio) na saliva podiam ser utilizadas como um marcador de diagnóstico sensível para a monitorização da toxicidade digitalis (Swanson, Cacace et al. 1973).[1]

DESENVOLVIMENTO DE GLÂNDULAS SALIVARES

As glândulas salivares individuais surgem como uma proliferação de células epiteliais orais, formando um espessamento focal que cresce para o ecto-mesênquima subjacente. O crescimento contínuo resulta na formação de pequenos botões ligados à superfície por um cordão de células epiteliais, com as células mesenquimais a condensarem-se à volta do botão. As fendas desenvolvem-se no gomo, formando dois ou mais novos botões continuação deste processo, chamado morfogénese ramificada, produz sucessivas gerações de gomos e uma ramificação hierárquica da glândula. Foram identificados vários factores que controlam a localização dos pontos de ramificação e sobre toda a estrutura da glândula. A molécula sinalizadora, incluindo a membrana da família das proteínas do factor de crescimento fibroblasto, ouriço sónico, factor de crescimento transformador P e os receptores desempenham um papel importante no desenvolvimento dos ramos. O desenvolvimento de lúmen dentro do epitélio ramificado ocorre na - extremidade distal do cordão principal e nos cordões dos ramos, na extremidade proximal do cordão principal e na porção central do cordão principal

Desenvolvimento do lúmen em botões terminais, o epitélio é constituído por duas camadas de células. As células da camada interior acabam por se diferenciar nas células secretoras da glândula madura, mucosa ou serosa, dependendo da glândula específica. As glândulas salivares originam-se uniformemente dos botões epiteliais orais que invadem o mesênquima subjacente. Todos os tecidos parenquimatosos (secretórios) da glândula surgem da proliferação do epitélio oral, que ou é ectodérmico (para as glândulas principais) ou endodérmico (para a glândula lingual) na origem. O estroma (cápsula e septa) das glândulas tem origem no mesênquima que pode ser de origem mesodérmica ou de crista neural.

Em todas as glândulas salivares, após a formação inicial do rebento, o cordão de células epiteliais alonga-se para formar o primórdio do ducto principal, que invade o estroma sub epitelial. Na extremidade distal desta massa sólida encontra-se um rebento terminal; este é o anlage do parênquima salivar intralobular. A ramificação produz arborização e o seu ramo termina em um ou dois bulbos de extremidade sólida. Segue-se o alongamento dos bolbos terminais, e a lâmina aparece no seu centro, transformando os bolbos terminais em túbulos terminais. Estes túbulos unem o tubo de canalização (que se formam no cordão epitelial) aos ácinos periféricos. A canalização resulta de mitose mais rápida das camadas externas do cordão do que das camadas internas da célula e é concluída antes da formação de lúmen que começa nos bulbos terminais. A necrose das células do cordão nunca foi observada. A canalização está completa até aos 6th meses de IUL.

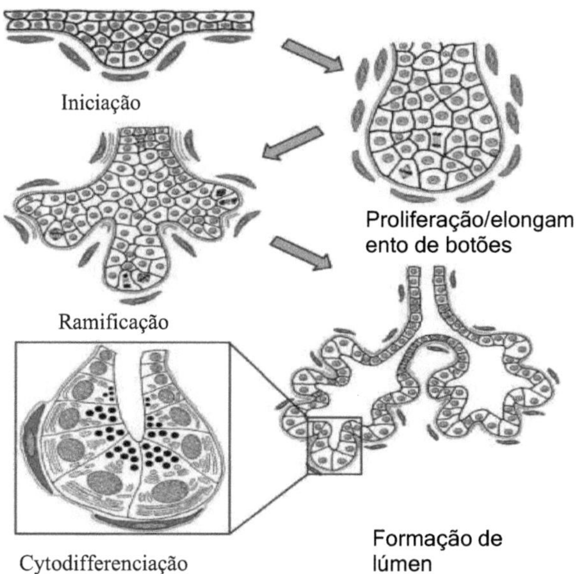

O epitélio de revestimento das condutas, túbulos e acídios diferencia tanto morfológica como funcionalmente. As células mioepiteliais contráteis surgem da crista neural ectomesenchyme para rodear os ácinos. As células mioepiteliais diferenciam-se no momento do início da actividade secretora fetal na acini, e alcançam o seu complemento completo coincidente com a conclusão do padrão de canais intercalados de acinar- adulto às 24th semanas na glândula submandibular e 35th semanas na glândula parótida. A interacção entre epitélio, mesênquima, nervos e vasos sanguíneos é necessária para uma completa morfogénese funcional da glândula salivar. As inervação autónoma das células parenquimatosas são um evento chave no desenvolvimento da glândula salivar. A estimulação nervosa simpática é necessária para a diferenciação acinar enquanto que a estimulação nervosa parassimpática é importante para o crescimento global da glândula.

Os botões da glândula parótida aparecem primeiro na $4\text{-}6^{th}$ semana da IUL, na face interna perto do ângulo da boca, e depois voltam a crescer em direcção à orelha. As proeminências maxilar e mandibular fundem-se, deslocando a abertura da conduta no interior da bochecha para alguma distância dorsal a partir do canto da boca. Na "parótida", ou orelha-região, o cordão epitelial das células ramifica-se entre a divisão do nervo facial e canaliza-se para fornecer o acini e os ductos da glândula. O ducto e o sistema acinar estão embutidos num estroma mesenquimal que está organizado em lóbulo e toda a glândula se torna encapsulada por tecido conjuntivo fibroso. O ducto parotídeo, reposicionado para cima, traça o caminho do cordão epitelial embrionário no adulto. Os ductos parotídeos são canalizados a 10th semanas, os botões terminais a 16th semanas e a secreção começa a

18th semanas de IUL.

Os botões das glândulas salivares submandibulares aparecem no final da 6[ath] semana como uma série grupal formando um crescimento epitelial em ambos os lados da linha média até à ranhura linguogingival do chão da boca nos locais das futuras papilas. Um cordão epitelial prolifera dorsalmente no mesênquima sob o músculo mio-hioide em desenvolvimento, girando ventralmente enquanto se ramifica e canalizando para formar o acini e o ducto da glândula submandibular. A diferenciação da acini começa às 12th semanas, a actividade secreta serosa começa às 16th semanas, aumenta até às 24th semanas e depois a secreção diminui. A secreção serosa durante as 16-28[thth] semanas contribui para o líquido amniótico e contém amilase e possivelmente factores de crescimento nervoso e epidérmico. O crescimento da glândula submandibular continua pós-natal com a formação de acini mucosa. O estroma mesenquimatoso separa-se do lobo parenquimatoso, e fornece a cápsula da glândula.

A glândula sublingual surge na 8[ath] semana da IUL como uma série de cerca de 10 botões epiteliais laterais à glândula submandibular anlagen. Estas extremidades do ramo canalizam-se para fornecer uma série de condutas que se abrem independentemente sob a língua. Um grande número de glândulas salivares menores surgem do epitélio ectodérmico oral e endodérmico, e permanecem como acídios e ductos discretos espalhados pela boca. As glândulas salivares labiais sobre o aspecto interior dos lábios surgem durante as 9th semanas de IUL e amadurecem morfologicamente em 25th semanas. A não canalização dos gomos para formar canal antes do início da secreção salivar acinar, resulta no aparecimento de cisto de retenção. A agenesia da grande glândula salivar é rara [2]

II.   <u>ANATOMIA DAS GLÂNDULAS SALIVARES</u>

Uma glândula exócrina que segrega a saliva, especialmente qualquer uma das glândulas salivares maiores ou glândulas salivares menores. Existem três glândulas salivares principais, que produzem cerca de 95% do volume salivar total, e numerosas glândulas salivares menores (acessórias) que produzem quantidades relativamente minúsculas de saliva.

Classificação da glândula salivar

A.   Classificação em função do *tamanho*...

1. Glândulas salivares principais - Pares de glândulas parótidas, submandibulares e sublinguais.
2. Glândulas salivares menores - Todas numeradas de 600 a 1000, existem como pequenas massas discretas na submucosa da mucosa oral, excepto na gengiva e na parte anterior do palato duro.

B.   Consoante a natureza da *secreção*

1. Glândulas Serous- Parótida e Glândulas de Von Ebner

2. Mucous- Todas as glândulas salivares menores excepto as glândulas de Von Ebner que existem abaixo do sulco da papila circunvalada da língua.

3. Misto

> Submandibular- predominantemente seroso

> Sublingual - predominantemente mucosa.

Glândula parótida:

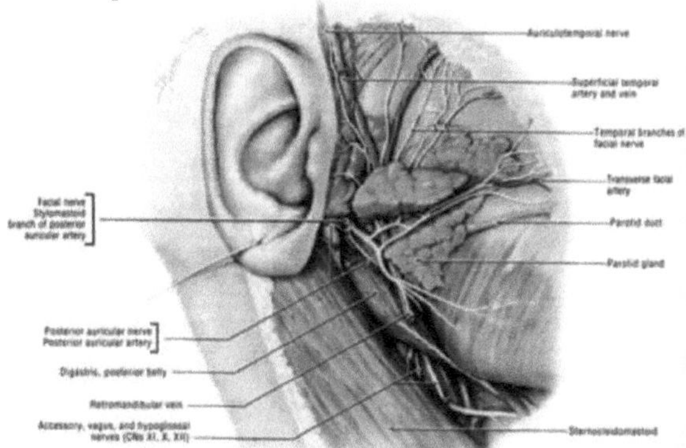

A parótida significa **latim** de gregoparotis, (perto) + *-otis,* de orelha de orelha de orelha, Para-em torno de orelha de otic. Glândula, peso de cerca de 15gms fornece 60-65% do volume salivar total. As glândulas têm forma piramidal e são engolfadas por uma densa cápsula fibrosa. Esta cápsula pode limitar a expansão glandular durante as alterações inflamatórias e outras alterações patológicas, resultando em dor intensa e desconforto. A cápsula, juntamente com os septos de tecido conjuntivo que passam para a substância glandular, fornece suporte, aumentado por uma matriz de tecido conjuntivo. As glândulas salivares compreendem, portanto, tecidos mesodérmicos (tecido conjuntivo) e epiteliais (células glandulares), qualquer dos quais pode estar sujeito a alterações patológicas.

 A superfície superficial da glândula parótida (a base da pirâmide) é definida pelo arco zigomático, o meato auditivo externo, e logo atrás e abaixo do ângulo da mandíbula. A glândula estende-se na ranhura entre o ramo mandibular e o músculo esternocleidomastóide para alcançar o processo estilóide e os músculos associados, que separam a glândula da artéria carótida interna e da veia jugular. A artéria carótida externa entra na glândula e divide-se nos seus ramos terminais. O nervo facial também passa através da glândula, dividindo-se próximo da borda anterior. O canal parótido principal (ducto de Stensen) deixa o ângulo mesial da glândula para atravessar o músculo masseter e gira abruptamente para entrar no músculo bucinador antes de se abrir na cavidade bucal, numa pequena papila próxima da superfície vestibular do primeiro dente molar maxilar. A conduta tem cerca de 5 cm de comprimento e 3mm de diâmetro interno, as suas paredes compreendem músculo liso e tecido fibroso com um revestimento epitelial.

Glândula submandibular:

 A glândula submandibular produz cerca de 20-30% do volume salivar total, e o peso é de cerca de 10 a 12gms. As glândulas são irregulares, em forma de noz com uma porção inferior superficial em contacto com a pele e o músculo platysma. Lateralmente, a glândula está em contacto com o corpo mandibular e medialmente com o músculo extrínseco da língua e dos músculos mio-hioidóides. Pode também existir uma porção pequena e mais profunda da glândula entre os músculos milohyoid, hyoglossus e styloglossus. Esta parte da glândula estende-se para a frente e para dentro acima da conduta da porção superficial para alcançar a extremidade posterior da glândula sublingual.

 Depois de deixar a parte superficial da glândula, a conduta (conduta de Wharton) passa por baixo da parte profunda, entre o músculo mylohyoid e o músculo hyoglossus e entre a glândula sublingual e o músculo genioglossus para terminar no cume da papila sublingual ao lado do frenulum lingual. Este canal tortuoso tem aproximadamente 5 cm de comprimento.

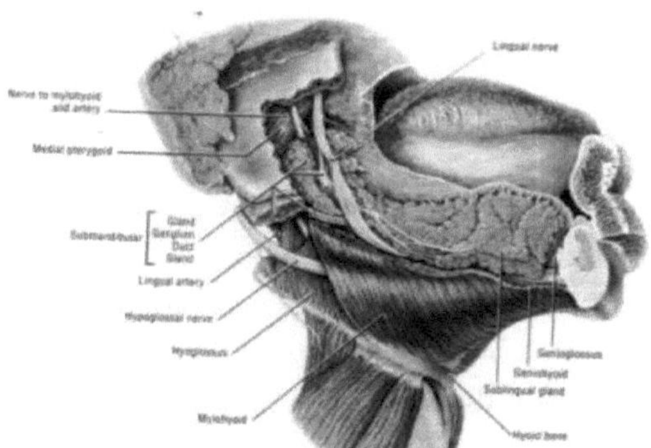

Glândula sub lingual:

A glândula sublingual produz 2-5% do volume salivar total, o peso da glândula cerca de 2gms. As glândulas encontram-se imediatamente abaixo do revestimento da mucosa oral do chão da boca, levantando uma pequena prega em ambos os lados da língua. As glândulas repousam sobre o músculo miohióide, com a mandíbula lateral e o músculo genioglossus medial. Esta é a mais pequena de todas as glândulas salivares maiores e tem uma série de pequenos canais (canais de Bartholin) que se abrem sobre a superfície das pregas sublingual em ambos os lados da língua.

Glândulas menores:

> As glândulas serosas de Von Ebner são pequenas glândulas cujas condutas se abrem para os sulcos das papilas circunvaladas.

> As glândulas de língua linguísticas podem ser divididas em vários grupos. As glândulas linguísticas anteriores (glândulas de Blandin e Nuhn) estão localizadas perto do ápice da língua. As glândulas anteriores são principalmente de carácter mucoso, onde como porções posteriores são misturadas. As condutas abrem-se na superfície ventral da língua perto do frenesim lingual. As glândulas mucosas posteriores da língua localizam-se lateral e posterior à papila valada e em associação com a amígdala lingual. São de carácter puramente mucoso e as suas condutas abrem-se sobre a superfície dorsal da língua.

> As glândulas linguísticas, bucais, labiais e palatinas são agregados glandulares espalhados pela superfície da língua, no interior dos lábios e bochechas, e mucosa palatina.

> As glândulas glossopalatinas são glândulas mucosas puras que se localizam principalmente na região do istmo na prega glossopalatina, mas estendem-se da extensão posterior à glândula do palato mole.

Fornecimento de sangue:

O fornecimento de sangue à parótida é derivado do ramo da artéria carótida externa, com um fornecimento vascular ao ductal mais rico do que os sistemas acinários. O fluxo sanguíneo é paralelo, mas na direcção oposta, ao fluxo salivar, correndo ao longo do septo de tecido de ligação glandular. O fornecimento da artéria maxilar à glândula parótida, as artérias facial e lingual fornecem a glândula submandibular, enquanto que as artérias submentais e sublingual, fornecem a glândula sublingual. A drenagem venosa de todas as glândulas é feita principalmente através da veia jugular externa. Parece que existe um sistema vascular portal no interior da

glândula com sangue arterial a fluir primeiro para as condutas e depois através dos capilares, que posteriormente se juntam para formar um recipiente portal. Isto novamente se divide para formar capilares em torno dos acini.[23]

Fornecimento de nervos:

Para a glândula parótida e os nervos parassimpáticos são secretomotores. Alcançam a glândula através do nervo aurículo-temporal. As fibras pré-ganglionares, estando no núcleo salivar inferior passam através do nervo glossofaríngeo, o seu ramo timpânico, o plexo tímpano e o relé do nervo petroso inferior no gânglio otico. As fibras pós-ganglionares passam através do nervo aurículo-temporal e atingem a glândula.

As fibras nervosas simpáticas são vasomotoras, e são derivadas do plexo em torno da artéria carótida externa.

Os nervos sensoriais da glândula vêm do nervo aurículo-temporal, mas a fáscia parótida é interiorizada pelas fibras sensoriais do nervo auricular maior.

Para a glândula submandibular - os ramos transmitem fibras secretomotoras, fibras sensoriais do nervo lingual, e fibras vasomotoras simpáticas do plexo na artéria facial. A via secremotora começa no núcleo salivar superior. As fibras preganglionares passam pela raiz sensorial do nervo facial, o gânglio geniculado, o nervo facial, a corda timpânica e o nervo lingual, para alcançar o gânglio submandibular, As fibras pós-ganglionares para a glândula submandibular chegam à glândula através de cinco ou seis ramos das fibras pós-ganglionares para as glândulas linguísticas sublingual e anterior reentram no nervo lingual através da raiz anterior e viajam para a glândula através da parte distal do nervo lingual.

As fibras nervosas simpáticas são derivadas do plexo em torno da artéria facial, contendo fibras pós-ganglionares que surgem no gânglio cervical superior. Passam através do gânglio submandibular sem relé, e fornecem fibras vasomotoras à glândula submandibular e sublingual.

Para a glândula salivar sublingual - o fornecimento de nervos é semelhante ao da glândula submandibular. As fibras sensoriais atingem a glândula através do nervo lingual 3 [3]

III.   **<u>HISTOLOGIA DAS GLÂNDULAS SALIVARES</u>**

A glândula salivar contém parênquima e estroma de tecido conjuntivo que a rodeia. O tubo secretório principal da glândula decompõe-se numa série de condutas estriadas mais pequenas que, por sua vez, se ramificam em condutas intercaladas mais pequenas que se abrem para as peças finais do secretório terminal cego.

As unidades funcionais e secretoras da glândula salivar chamam-se acini ou acinus, a forma destas peças finais secretoras varia de polígonos circulares, tubulares a polígonos multilobulares. Estas peças de extremidade consistem num conjunto de células, de forma poligonal e suportadas por uma membrana do porão. Estas células envolvem um espaço central chamado lúmen, ao qual se abrem pequenos canalículos entre as células. Em glândulas serosas, as células estão dispostas em forma esférica e em glândulas mucosas, as células estão dispostas em forma tubular.[5]

A peça final do secretariado terminal contém 3 tipos de células.

1. Mucous acini.

2. Células serosas encontradas em demilunes que limitam as células mucosas.

3. Células mioepiteliais.

A membrana da cave é contínua à volta da peça terminal e das condutas.

Células serosas: As células serosas têm forma piramidal com ápice em direcção ao lúmen e um núcleo esférico no $1/3^{rd}$ basal da célula. As células serosas são tipicamente esféricas e consistem em 8 a 12 células em torno de um lúmen central. As células são piramidais, com uma base larga adjacente ao estroma do tecido conjuntivo e um ápice estreito formando parte do lúmen da peça final. O lúmen tem normalmente extensões semelhantes a dedos localizadas entre células adjacentes chamadas canalículos intracelulares que aumentam o tamanho da superfície luminal das células. Os núcleos esféricos estão localizados basicamente, e ocasionalmente, as células binucleadas são vistas.

Numerosos grânulos secretos, nos quais são armazenados os componentes macromoleculares da saliva, estão presentes no citoplasma apical. Os grânulos podem ter uma aparência variável, variando desde o homogéneo electro - denso a uma combinação de região electro -lucente disposta em padrões intrincados.

O citoplasma apical é preenchido com o número de grânulos secretores eosinófilos cerca de 1um em diâmetro. A imagem microscópica electrónica mostra o retículo endoplasmático rugoso disposto basalmente e lateralmente ao núcleo. Proteínas sintetizadas por ribossomas são processadas no complexo golgi, concentradas nos vacúolos de condensação e armazenadas em grânulos secretos e descarregadas quando necessário por exocitose e o conteúdo é libertado para o lúmen central do acinus[119]. O processo secretório é contínuo mas cíclico, de modo que, em qualquer peça final, as células serosas estão em diferentes fases do ciclo secretório. As células são suportadas por uma membrana do porão que separa o parênquima do tecido conjuntivo. A dobragem complexa da membrana plasmática basal, que é mais complicada na glândula submandibular do que na parótida, aumenta o espaço entre a membrana basal e a membrana plasmática basal. Lateralmente, as células têm relações complexas entre si que consistem em junções apertadas, junções intermédias e desmosomas. O lúmen da peça final secretora estende-se frequentemente entre células adjacentes como uma série de canalículos, que se estende quase até à lâmina basal. Na base das projecções lumínicas, o espaço intercelular é selado pelas junções estreitas.[5] A superfície das células serosas que revestem o lúmen central e os canalículos formam delicados microfilhos que se estendem até ao lúmen e espaço canalicular.

A glândula submandibular e sublingüe contém acini serosos e mucosos. Na glândula submandibular predomina a acini serosa enquanto que na sublingüe predomina a acini mucosa. Ocorrem alguns acídios mistos nos quais as células serosas parecem "captar" as células mucosas formando as **Demínulas de Gianuzzi**.

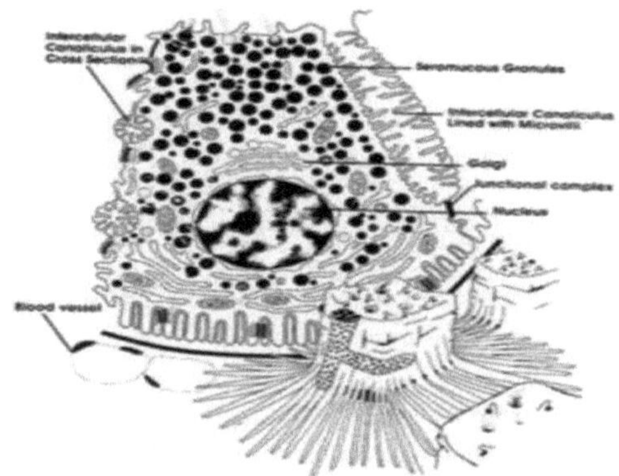

Célula seromucosa

Células mucosas:

As células mucosas são produtos secretos e diferem das células serosas na medida em que têm um componente enzimático menor e as suas proteínas estão ligadas a uma maior quantidade de material carboidrato formando mucina. A célula mucosa envolve um lúmen central de maior tamanho do que o das células serosas. Os pedaços da extremidade mucosa nas glândulas salivares maiores e algumas glândulas salivares menores têm células serosas associadas a elas sob a forma de uma demiluna ou crista que cobre as células mucosas na extremidade do túbulo. A característica mais proeminente é a acumulação de grandes quantidades de produto secreto no citoplasma apical, que comprime o núcleo e o retículo endoplasmático contra a membrana basal da célula. As células mucosas têm um grande complexo Golgi, aumentam de tamanho, e unem os restantes grânulos armazenados no citoplasma apical. O retículo endoplasmático e a maioria das outras organelas estão limitados principalmente ao citoplasma basal da célula. No microscópio electrónico, as células mucosas são preenchidas por gotículas pálidas, secretoras de lucidez de electrões contendo gotículas dispersas e podem ser irregulares ou comprimidas em forma.

Os produtos secretos da maioria das células mucosas diferem dos das células serosas em dois aspectos importantes: têm pouca ou nenhuma actividade enzimática e provavelmente servem principalmente para a lubrificação e protecção do tecido oral, e a proporção de hidratos de carbono em proteínas é maior e a quantidade de ácido siálico ocasionalmente está presente em maior quantidade de resíduos de açúcar sulfato. O núcleo da célula mucosa tem uma forma oval ou achatada e localiza-se imediatamente acima da membrana plasmática basal. O retículo endoplasmático rugoso (RER) está limitado a uma faixa estreita de citoplasma ao longo da base e das bordas laterais das células e a uma mancha ocasional de citoplasma entre as gotículas mucosas. O aparelho Golgi é grande e consiste em várias pilhas de 10 a 12 sáculos ensanduichados entre o RER basal e as gotículas de muco que se formam a partir da fase trans. O aparelho de Golgi desempenha um papel importante nestas células devido à grande quantidade de hidratos de carbono que adiciona aos produtos secretos.

Estas diferenças reflectem-se na estrutura da célula, na

> Contém mais complexos Golgi que reflectem que há um metabolismo crescente de hidratos de carbono e que o seu material secreto é armazenado em gotículas.

> O número de retículos e mitocôndrias endoplasmáticas em bruto é inferior ao das células serosas e confinado aos aspectos base e laterais das células. O número de inter-digitações é menor.[4]

Células mioepiteliais:

As células mioepiteliais são encontradas em relação à peça terminal de extremidade secretora e às condutas intercaladas que ocupam o espaço entre a membrana basal e a membrana plasmática basal das células epiteliais secretoras. Existe normalmente 1 célula mioepitelial/unidade secretora, mas 2/3 dessas células/unidade são também comuns.

Cada célula tem um corpo central com um núcleo. A partir do corpo, 4-8 processos seguem um longo eixo de unidade secretora do qual outros processos se ramificam. Portanto, a peça final secretora é englobada pelo processo de célula mioepitelial que corre entre a membrana basal e a membrana plasmática das células secretoras. Os anexos desmosomais estão presentes entre as células mioepiteliais e as células secretoras subjacentes. Os processos contêm microfilamentos (5^m) de diâmetro, que são frequentemente agregados para formar corpos escuros ao longo do curso dos processos. As células mioepiteliais relacionadas com as condutas intercaladas são mais em forma de fuso e têm menos processos. As células mioepiteliais têm muitos semelhantes aos músculos lisos, mas derivam do epitélio. As células mioepiteliais presentes em torno das peças finais secretas têm um

forma estelada numerosos processos de ramificação estendem-se do corpo celular para rodear e abraçar a peça final. O processo é preenchido com filamento de actina e miosina solúvel, as células mioepiteliais associadas aos ductos intercalados têm uma forma mais fusiforme com menos processos e tendem a ser orientadas longitudinalmente ao longo do ducto. Pensa-se que a contracção das células mioepiteliais fornece apoio às peças finais durante a secreção activa da saliva. As células também podem ajudar a expelir a saliva primária da peça final para o sistema de condutas. Elas fornecem sinais às células secretoras de acinar que são necessárias para manter a polaridade celular e a organização estrutural da peça final secretora.[5]

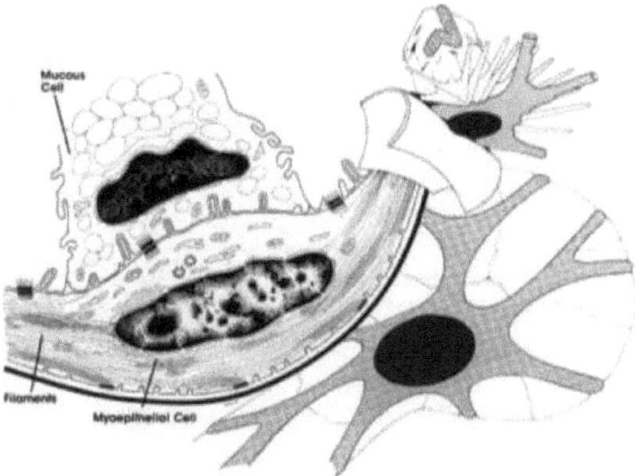

Funções:

- Actua como um apoio para as células secretoras, impedindo uma distensão excessiva à medida que os produtos secretores se acumulam dentro do cisoplasma[5].

- Contrair e alargar o diâmetro das condutas intercaladas e assim diminuir e aumentar a sua resistência ao fluxo.

- Contrato para ajudar na ruptura das células acinares embaladas com secreção mucosa.

- O processo é preenchido com filamento de actina e miosina solúvel, que presumivelmente funcionam em contracção.

- As células associadas às condutas intercaladas têm uma forma mais fusiforme com menos processos e tendem a ser orientadas longitudinalmente ao longo da conduta.

- As células também podem ajudar a expelir a saliva primária da peça final para o sistema de condutas.

- Fornecem sinais às células secretoras de acinar que são necessárias para manter a polaridade celular e a organização estrutural da peça final do secretariado.

- As células mioepiteliais produzem uma série de proteínas que têm actividade supressora de tumores, tais como inibidores da proteinase e factores antiangiogénicos, e que estas células podem fornecer uma barreira contra células epiteliais invasivas.

Conduta:

O sistema ductal de glândulas salivares é definido como uma rede variada de túbulos que aumentam progressivamente de diâmetro, começando na peça final secreta e estendendo-se até à cavidade oral.

Tipos de condutas...

a. Conduta Intercalada
b. Conduta estriada
c. Conduta excretora

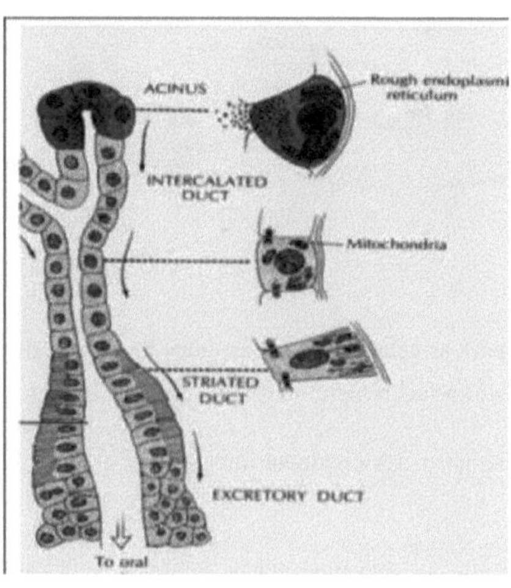

Conduta Intercalada:

A saliva primária produzida por peças finais secretas passa primeiro através das condutas intercaladas. As primeiras células da conduta intercalada são directamente adjacentes às células secretoras da peça final, e o lúmen da peça final é contínuo com o lúmen da conduta intercalada. As condutas intercaladas são revestidas por um epitélio cuboidal simples, e os corpos das células mioepiteliais e os seus processos estão tipicamente localizados ao longo da superfície basal da conduta. O comprimento das condutas intercaladas nas diferentes glândulas salivares maiores e menores varia. As células intercaladas dos ductos têm núcleos colocados centralmente e uma pequena quantidade de citoplasma contendo algum retículo endoplasmático rugoso e um pequeno complexo de Golgi. Alguns pequenos grânulos secretos podem ser encontrados no citoplasma apical, especialmente em células localizadas perto da peça final. Devido ao seu pequeno tamanho e falta de características distintivas, as condutas intercaladas são frequentemente difíceis de identificar em secções histológicas de rotina. As condutas intercaladas contribuem com componentes macromoleculares, que são armazenados nos seus grânulos secretos. Uma porção do componente fluido da saliva primária é provavelmente adicionada na região das condutas intercaladas. Estas células podem proliferar e sofrer diferenciação para substituir as células danificadas ou moribundas nas peças finais e condutas estriadas.

Condutas estriadas:

A saliva das condutas intercaladas passa para as condutas estriadas, que são revestidas, por células colunares com núcleo central e citoplasma eosinofílico. Tem estrias proeminentes na extremidade basal das células, que são reentrâncias profundas da membrana plasmática basal na célula e também ao longo dos limites laterais, que interdigitam fortemente com as células adjacentes e a área da superfície celular da membrana plasmática basal. Contêm grandes mitocôndrias. As condutas estriadas estão sempre rodeadas por uma série de pequenos vasos sanguíneos orientados longitudinalmente. Pensa-se que as células modificam as secreções que passam através do ducto estriado. À medida que o fluido acinar passa pelos ductos estriados, a composição transforma-se num fluido hipotónico com baixa concentração de sódio e cloreto. A dobra maciça da membrana plasmática basal [119]e mitocôndrias alongadas é pensada para reflectir a capacidade de bombeamento de sódio da parede celular neste local. O sódio é esgotado da célula para o fluido tecidular estabelecendo gradiente de concentração entre a célula e o fluido luminoso. Portanto, o sódio difunde-se do fluido luminoso para a célula e o transporte activo de potássio ocorre em direcção oposta. Os iões de bicarbonato podem ser secretados activamente. Como se pensa que as condutas estriadas não absorvem água em condições normais de fluxo, estas alterações iónicas resultam na formação de uma solução hipotónica.

Condutas excretoras terminais:

Depois de passar pelas condutas estriadas, o fluido entra depois em segredo na cavidade oral através das condutas excretoras terminais. Células epiteliais colunares pesudostratificadas com um número de pequenas células basais e células tetrapolares em linha de condutas excretoras terminais perto das condutas estriadas. À medida que o ducto se aproxima da cavidade oral, muda para epitélio estratificado verdadeiro, e funde-se com o da cavidade oral no orifício do ducto. As condutas excretoras principais modificam a saliva final, alterando a concentração electrolítica e adicionando o componente[5] mucóide.

IV. <u>MECANISMO DE SECREÇÃO SALIVAR</u>

A secreção reflexiva da saliva ocorre como resultado da estimulação dos mecanorreceptores orais presentes no ligamento periodontal e nas papilas gustativas.

Impulsos aferentes traçados ao longo das fibras sensoriais nos nervos do trigémeo, facial e glossofaríngeo, sinapsando em 2 neurónios de [nd]ordem no trigémeo e no núcleo do tractussolitarius. Isto constituirá o caminho aferente. As fibras do nervo do trigémeo e núcleos do tracto solitário atravessam o plano médio e sinapse no núcleo medial posterior ventral do tálamo. Os neurónios de 3 ordens[rd] revezam-se no giro pós central do córtex cerebral.[7] A actividade eferente às glândulas salivares tem origem nos núcleos salivares parassimpáticos (superior e inferior) e nos núcleos simpáticos da medula espinal.

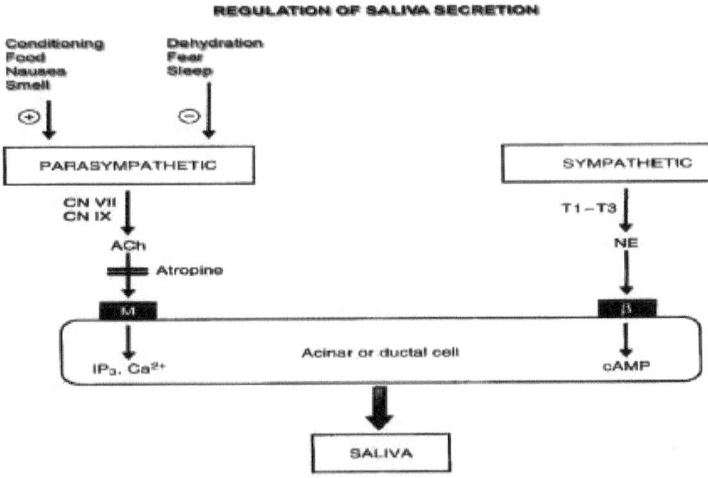

Os núcleos salivares parassimpáticos estão estreitamente associados à fronteira medial do tractussolitarius e têm inter-conexões. As fibras aferentes dos núcleos do trigémeo e do tracto solitário viajam na coluna inter-mediolateral para alcançar os simpáticos neurónios pré-ganglionares na medula espinal.

Assim, tanto os sistemas parassimpático e simpático estão ligados aos núcleos do tronco cerebral e transmitem informação sensorial a partir da cavidade oral. Os núcleos também recebem fibras do hipotálamo através das vias autonómicas descendentes. Isto explicaria o mecanismo da secreção salivar durante a alimentação porque o hipotálamo está associado ao controlo da alimentação[103]. As fibras parassimpáticas eferentes originárias dos núcleos salivares viajam nos nervos cranianos VII e IX e distribuem-se por todas as glândulas salivares. As fibras das glândulas sub-mandibulares e sub-línguas saem do tronco cerebral no nervusintermedius (VII N) e unem-se à corda timpânica, que se funde com o ramo lingual do nervo trigémeo e se reencaminha no gânglio submandibular. As pós-ganglionicfibras fornecem as glândulas.

As fibras para parótida e as glândulas de Von Ebner saem do crânio no nervo glossofaríngeo, viajam através do plexo timpânico, nervos timpânicos, nervo petrosal menor e retransmitem no gânglio otico. As fibras pós-ganglionares através do ramo auriculotemporal dos nervos do trigémeo fornecem a glândula parótida e o ramo lingual tonsilar do nervo glossofaríngeo fornecem as glândulas linguais[7,8]

O fornecimento de nervos simpáticos às glândulas salivares é derivado do gânglio cervical superior. Fibras preganglionares do núcleo inter-mediolateral nos segmentos torácicos superiores da sinapse da medula espinhal no gânglio cervical superior. As fibras pós-ganglionares viajam para as glândulas como um plexo de nervos associados aos vasos sanguíneos. [1,101,103.]Estas fibras chegam à glândula, distribuem-se e ligam-se às células acinares, células mioepiteliais e vasos sanguíneos. Isto está relacionado com a inervação simpática. O axônio está associado com a célula acinar sob a lâmina basal. Isto está geralmente associado à inervação parassimpática colinérgica.[8]

As sinapses parassimpáticas interagem com os receptores colinérgicos/muscarínicos e o transmissor neural é a acetilcolina. As sinapses simpáticas interagem com os receptores adrenérgicos (a/p) e o neurotransmissor é a nor-epinefrina. Existem também receptores parassimpáticos não colinérgicos originários de fibras nervosas contendo neuropeptídeos como a substância P, o polipeptídeo vasoactivo intestinal (VIP) e a calcitonina - peptídeo relacionado com o gene (CGRP). Estes são apenas complementares e aumentam a secreção salivar ao interagirem com a acetilcolina.[8]

A actividade parassimpática fornece o principal impulso para a secreção de fluido pelas glândulas salivares ricas em água e electrólitos, enquanto que a estimulação simpática leva à secreção de proteínas[103].

Mas a activação reflexiva das glândulas salivares durante a alimentação é complexa e envolve a integração da entrada sensorial dos receptores orais e a informação descendente derivada das estruturas cerebrais rostrais tanto nos núcleos parassimpáticos como nos núcleos secretomotores simpáticos do tronco cerebral e da medula espinal.[8]

Transdução de sinal:

Quando um nervo da glândula salivar é estimulado, a transdução deste sinal para aumentar a formação de saliva é primeiro provocada pela libertação de neuro-transmissores que é noradrenalina (Simpático) e acetilcolina, substância P & VIP (Parassimpático).[9]

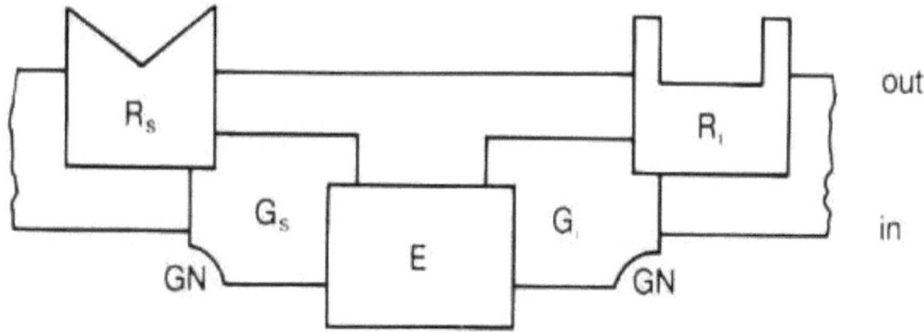

1. Este neuro-transmissor ao alcançar a membrana da célula secretora liga-se ao receptor presente na superfície externa da membrana e activa-o. O receptor pode ser excitatório / inibitório. Este, por sua vez, activa uma proteína de membrana intermédia (dependente do nucleótido de Guanina) conhecida como **proteína "G"**, activando, por sua vez, uma enzima reguladora presente na superfície citoplasmática interna da célula. Esta enzima pode ser a fosfolipase C / adenil ciclase[33]. Consequentemente, existem 2 vias de funcionamento.

a) Caminho da Fosfolipase C.

b) Caminho da adenilciclase.

Caminho da Fosfolipase C:

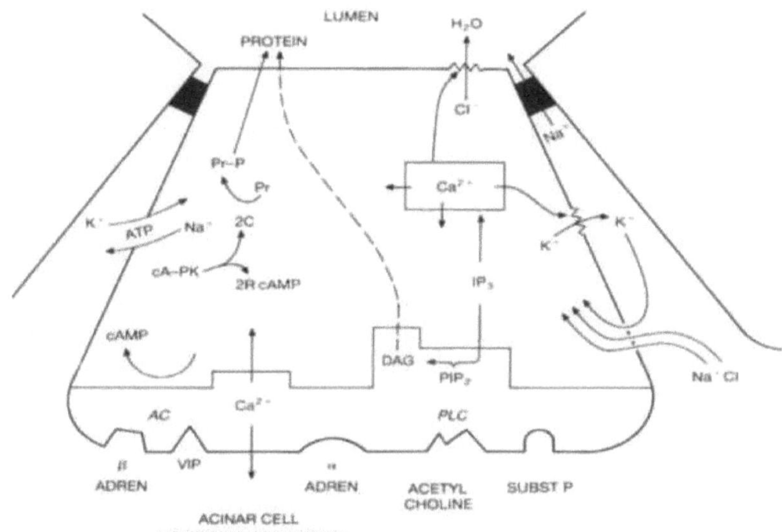

Esta Fosfolipase C é activada quando a acetilcolina se liga a receptores muscarínicos, Substância P a receptores peptidérgicos na membrana da célula acinar. Esta via leva à secreção de água e electrólitos.

Fosfolipase C hidrolisados fosfatados inositol bifosfato (PIP2), um fosfolipídeo de membrana para formar diacilglicerol (DAG) e inositol trifosfato (IP3). O IP3 estimula o retículo endoplasmático para libertar iões de cálcio. Este aumento da concentração de iões citoplasmáticos de cálcio provoca a abertura de canais de potássio (K^+) [2]activados por Ca nas membranas baso-laterais da célula acinar e permite que K^+ difunda para fora da célula o gradiente de concentração estabelecido pela bomba de membrana Na/K da célula acinar e também provoca a saída de cloreto da célula através de canais de cloreto na membrana luminal da célula acinar. Isto aumenta a negatividade lumínica, o que permite ao Na^+ mover-se entre as células para os espaços intercelulares estreitos e para as extremidades lumínicas através das junções intercelulares com fugas.

O resultado líquido destes eventos de transporte é o transporte de NaCl transcelular, seguido pela água devido ao gradiente osmótico criado pelo movimento de NaCl.

Devido a esta perda de água, as células acinares encolhem durante a estimulação e recuperam o seu volume de repouso quando a estimulação cessa. Isto é acompanhado pelo aumento da concentração intracelular livre de Ca^{2+}, que regressa aos níveis basais uma vez que o volume celular regressa ao normal.

Caminho AdenylCyclase:

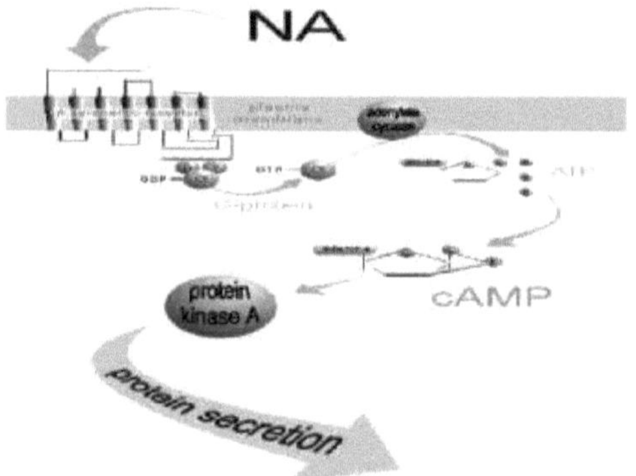

A adenilciclase é activada quando a nor-aderenalina se liga aos receptores de acinar adrenérgicos/peptídeo intestinal vaso-activo aos receptores peptídeos peptídeos adrenérgicos. Isto leva à exocitose de proteínas secretoras. A adenilcilase causa a

formação de 3,5 AMP cíclicos a partir de ATP. Este AMPc activa-se e a segunda enzima chamada cAMP dependente da proteína quinase (CA-PK). A CA-PK existe em 4 subunidades que são 2 moléculas receptoras (2R) e 2 subunidades catalíticas (2C). 2R moléculas ligam-se com cAMP (2R cAMP) libertando assim as moléculas 2C, que activam as proteínas effector (Pr) por fosforilação (Pr-P). As proteínas effector activadas estimulam então a exocitose.

O diacilglicerol (a partir da via PLC) também promove a exocitose. Esta sequência complexa de eventos intracelulares conduz assim à formação de fluido salivar primário. Uma vez iniciada a secreção, as contracções das células mioepiteliais que são inervadas tanto pelas fibras nervosas parassimpáticas como simpáticas facilitam a expulsão da saliva da glândula. Uma vez que ambos os ramos das células mioepiteliais privadas do sistema nervoso autonómico se encontram no interior, a estimulação de qualquer um deles causa contracção da célula, aumentando a pressão ductal e expulsando assim activamente a saliva das glândulas. Assim, a saliva primária ejectada para o lúmen da peça final secreta é um fluido isotónico com maior teor de Na $^+$ e menor teor de K.$^+$

Ao passar pela conduta estriada, Na^+ difunde-se do lúmen pela acção das mitocôndrias e através da dobra da membrana plasmática basal e esgota-se no fluido tecidular estabelecendo um gradiente de concentração entre a célula e o fluido luminoso. Em troca, K^+ é activamente transportado para o lúmen. Mas a água não é reabsorvida. Assim, a saliva ao passar pelos ductos estriados torna-se hipotónica a partir do isotónico. As condutas excretoras principais modificam a saliva final, alterando a concentração electrolítica e adicionando o componente mucóide.

Regulação do reflexo de secreção salivar

A secreção salivar é regulada por mecanismo nervoso através de acção reflexiva. Os reflexos salivares são de dois tipos...

- Reflexo incondicional

- Reflexo condicional

REFLEXOS SALIVARES INCONDICIONAIS:[9]

Os estímulos mais importantes para a salivação são:

1. Mastigação

2. Gustation

Mastigação:

Isto é uma resposta reflexa. Receptores no músculo de mastigação, articulação temporomandibular, ligamento periodontal e mucosa detectam a presença de um bolo e a sua mastigação e estimulam os núcleos salivares a aumentar a descarga secretomotora parassimpática para aumentar o fluxo salivar de cerca de 3 dobras.

Gustação:

Os efeitos dos estímulos gustativos dão origem a um aumento de 10 vezes no fluxo de saliva. Os estímulos azedos são mais eficazes, seguidos pelos doces, salgados e amargos. Os ácidos, particularmente o ácido cítrico, iniciam copiosas taxas de fluxo de saliva. A sacarose promove apenas um pequeno aumento no fluxo, mas rica em amilase salivar. A partir disto, pode postular-se que tanto os sistemas simpáticos (responsáveis pela secreção de proteínas) como os parassimpáticos (responsáveis por uma elevada taxa de fluxo) são estimulados e que existem definitivamente ligações entre os núcleos sensoriais e autonómicos.

Outros estímulos:

> Parece haver ligações entre os núcleos salivares e o centro de vómitos na medula porque a salivação copiosa reflexiva e as náuseas ocorrem frequentemente pouco antes do vómito, provavelmente para diluir/neutralizar o irritante, que é responsável pelas náuseas.

> A hipersalivação ocorre durante a gravidez e o estímulo dos enjoos matinais ou irritação esofágica após o refluxo do conteúdo gástrico devido à pressão abdominal elevada no final da gravidez.

Reflexo salivar condicional

O reflexo condicionado é um reflexo adquirido que requer aprendizagem, memória e recordação da experiência anterior.

Há dois tipos...

A. Reflexos clássicos condicionados
B. Reflexos condicionados instrumentais

A. Reflexos clássicos condicionados

Reflexo condicionado clássico são os reflexos que são estabelecidos por estímulos condicionados seguidos por estímulos incondicionais.

Experiência de Pavlov:

A experiência do cão sino de Pavlov é uma experiência clássica de cão sino feita por Ivan Pavlov e os seus associados. Em cães, a conduta da glândula parótida ou da glândula submandibular era levada para fora através da bochecha ou do queixo respectivamente e a secreção salivar era medida em gotas por meio de um gravador eléctrico.

Os reflexos das condições clássicas são classificados em 2 grupos

1. Reflexos condicionados positivos

Estes são de 3 tipos...

a) Reflexo primário condicionado - É o reflexo desenvolvido com um estímulo não condicionado e um estímulo condicionado. O cão é alimentado com comida (estímulo não condicionado). Simultaneamente, um raio de luz é também mostrado em ambos os estímulos são repetidos durante alguns dias. Após o desenvolvimento do reflexo, o flash de luz (estímulo condicionado) sozinho causa secreção salivar sem comida (estímulo incondicionado).

b) Reflexo secundário condicionado - É o refluxo desenvolvido com estímulos não condicionados e dois estímulos condicionados. Após o estabelecimento de um reflexo condicionado com um estímulo condicionado, é aplicado outro estímulo condicionado juntamente com o primeiro.

c) Reflexo condicionado terciário - Neste reflexo é adicionado um terceiro estímulo condicionado e o reflexo é estabelecido. Mas o reflexo com mais de três estímulos condicionados não é possível.

2. Reflexo condicionado negativo

No reflexo condicionado negativo, o reflexo condicionado estabelecido é inibido por alguns factores. Por exemplo, o ruído súbito pode abolir o reflexo condicionado e inibir a secreção salivar.

B.Reflexos condicionados instrumentais...

Os reflexos condicionados operantes são reflexos em que o comportamento da pessoa é instrumental. Este tipo de reflexo é desenvolvido pelo estímulo condicionado seguido de recompensa ou punição.[3]

V.   **COMPOSIÇÃO DA SALIVA**

A saliva é um fluido muito diluído constituído por 99% de água e 1% de sólido. Não é considerada como um ultra-filtrado de plasma, mas é um fluido hipotónico. Devido à sua hipotonicidade, permite que as papilas gustativas percebam gostos diferentes sem serem mascaradas pelo nível normal de sódio plasmático e permite a expansão e hidratação da glicoproteína da mucina com cobertores protectores dos tecidos da boca. Níveis mais baixos de glicose, bicarbonato e ureia na saliva não estimulada aumentam o ambiente hipotónico para melhorar o sabor.[11] Cerca de 1000- 1500ml/dia i.e. 1-1,5L/ volume diário de saliva é segregado e o pH da saliva inteira é de 6,7- 7,4.

Em média, o caudal salivar não estimulado é de 0,3 mL/min na população geral. A variação dos constituintes salivares ao longo do tempo pode reflectir factores hormonais, influências externas e condições sistémicas. A concentração de vários componentes da saliva é marcadamente afectada pela variação da taxa de fluxo. A saliva foi detectada em bebés logo após o nascimento. A taxa de fluxo parece aumentar até à idade de 5 anos. O caudal de saliva não estimulado varia de 0,22-0,82 ml/min em crianças a 0,33-1,42 ml/min em adultos. A taxas de fluxo mais elevadas, as proteínas, o pH e o fosfato diminuem, e o potássio permanece inalterado nos adultos.

Katie P. Wu et al (2008) em condições não estimuladas, a taxa de fluxo salivar do grupo do ensino básico era superior à do grupo pré-escolar (p < 0,05). Não foi encontrada diferença no pH entre os três grupos.

ML/MIN	INTEGRAL	PAROTID	SUBMANDIBULAR
ENSAIO	0.2-0.4	0.04	0.1
ESTIMULADO	2-5	1-2	0.8
pH	6.7-7.4	6-7.8	6.5-7.7

CONSTITUINTES SALIVARES:[10]

Os componentes da saliva ocorrem em pequenas quantidades e variam com as mudanças de fluxo. Mas a saliva é um fluido biológico único e deve ser considerada como um todo que é maior do que a soma das suas partes[116].

- Água -99%
- Orgânico e inorgânico -1%

Componentes orgânicos...

- Glicoproteínas ricas em mucina ou carboidratos
- Componentes antibacterianos
- Lactoferrina
- Kallekriene
- Lysozymes
- Peroxidase
- Thiocyanate

Enzima digestiva

- Ptyalin ou amilase
- Maltase
- Lipase
- Aminoácidos livres
- Ureia
- Imunoglobulinas
- Glicose gratuita
- Peptídeos
- Factores de coagulação do sangue
- Ácidos gordos
- Factores de crescimento epidérmico

Componentes inorgânicos

- Sódio
- Chloride
- Potássio
- Cálcio
- Bicarbonato
- Fosfatos
- Magnésio
- Fluoreto
- Iodo.
- Gustin
- Parotina

Gases dissolvidos...

- Dióxido de carbono,

- Oxigénio

- Nitrogénio

COMPONENTES ORGÂNICOS

Glicoproteínas ricas em mucina ou carboidratos...

A mucina é uma glicoproteína de elevado peso molecular produzida por células secretoras de muco localizadas principalmente na glândula sub-mandibular, sublingual e salivar menor. Lubrifica as superfícies orais e forma uma barreira à penetração de materiais destrutivos. Também impede a secagem da mucosa. Complexo de mucosa com IgA salivar, melhorando assim as características de ligação de anticorpos e também concentra o anticorpo em superfícies vulneráveis da mucosa. A mucina também é complexa directamente com muitas bactérias orais/componentes bacterianos. Tais bactérias são menos susceptíveis de adsorver às superfícies orais e, portanto, são mais facilmente removidas da cavidade oral. As toxinas bacterianas podem ser limpas pela primeira complexação com 12
mucinas.[12]

Iontcheva et al (1997) demonstram complexos heterotípicos entre a mucina salivar humana MG1 e a amilase, proteínas ricas em prolina, statherin e histatinas e opinaram que tal sistema tem o potencial de controlar a concentração e distribuição de proteínas ligadas e assim regular a eficácia biológica destas proteínas em diferentes locais da cavidade oral. Poderia também aumentar/diminuir 1/mais as múltiplas funções biológicas de cada membro do complexo. Exemplo: O complexo heterotípico de MG1-estanho pode aumentar o efeito lubrificante de MG1/estanho por si só porque a estanho é um lubrificante de fronteira importante e a amilase num MG1-O complexo de amilase ligado à superfície dentária poderia potencialmente libertar hidratos de carbono de MG1 e fornecer uma fonte de nutrientes a curto prazo para microrganismos ligados e desempenhar um papel importante na formação de placas e cáries, fornecendo tanto um andaime para fixação de bactérias orais como nutrientes a curto prazo, tais como hidratos de carbono provenientes de constituintes alimentares extrínsecos ou de componentes intrínsecos da película, incluindo o MG1.[13]

Veerman ECI et al (1995) demonstraram a ligação do Hemophilusparainfluenzae à meada nua de polipéptidos de MG1. (mucinas salivares de elevado peso molecular) com uma cadeia lateral de hidratos de carbono complexa e diversificada, variando em composição, comprimento, ramificação e acidez a um pH mais baixo. As espécies de Hemophilus encontram-se em todos os locais dentro da cavidade oral e H.parainfluenze é um dos primeiros colonizadores da superfície dentária. Os autores sugeriram o MG1 como constituinte do esmalte e das películas da mucosa, podendo mediar esta colonização.[14]

Glicoproteínas:

Existem dois grandes grupos de glicoproteínas salivares.

a. Glicoproteínas mucosas (MG1 & MG2) encontradas na saliva submandibular e sublingual.

b. Glicoproteínas ricas em prolina (PRPs) encontradas na saliva parótida.

Todos eles consistem num núcleo de polipéptidos com cadeias laterais de oligossacarídeos, mas a proporção varia entre diferentes grupos. As cadeias laterais de oligossacarídeos são mais curtas e contêm aminoácidos e os seus derivados N-acetil, frutose, ou ácido siálico ou derivado de açúcar sulfatado.

Os Peptídeos Ricos de Proline (PRP) inibem o crescimento de cristais de CaPO4. Os PRPs quando adsorvidos à hidroxiapatita promovem a adesão de Actinomycesviscosus, promovendo assim a colonização de uma microbiota específica com a qual melhor pode coexistir.57

A glicoproteína mucosa tem uma ligação glicopeptídica entre a N-acetil galactosamina e os resíduos de serina/treonina e para a glicoproteína rica em prolina entre a N-acetil glucosamina e os resíduos de asparagina.[9]

Componentes antibacterianos...

Lactoferrin-

Lactoferrinis aproduct of the serous cells. A lactoferrina pode interagir directamente com a superfície bacteriana através de uma interacção carboxi aniónica, causando assim um efeito antibacteriano. A lactoferrina saturada de ferro pode gerar -OH radicais, mostrando assim a sua actividade bactericida. A lactoferrina e a IgA secretora podem funcionar em conjunto para modificar o metabolismo dos estrepotococos orais.[12]

A lactoferrina é uma proteína aglutinante do ferro, que remove o ferro livre da saliva que empobrece o fornecimento de ferro necessário para o crescimento bacteriano. DH Fine et al (2002)estudaram os níveis de ferro da lactoferrina na saliva de doentes com periodontite juvenil agressiva localizada e encontraram níveis significativamente reduzidos de lactoferrina ligada ao ferro na saliva e sugeriram que a lactoferrina de doentes com periodontite localmente agressiva tem capacidade reduzida para ligar o ferro e pode desempenhar um papel importante na sua patogénese. A lactoferrina com ferro ligado tem a capacidade de matar actinobacillusactinomycetemcomitans e impedir a sua ligação às células hospedeiras que está ausente na lactoferrina com níveis reduzidos de ferros ligados.[15]

Kallekriene-

Uma fonte potente de kallikrein glandular, são saliva parece agir como um bálsamo, assim a saliva per se não pode ser escalada para ser um agente de produção de dor - no sentido habitual e isto apesar de uma fonte familiar e rica de cininogenase. No entanto, a dor induzida pela saliva na área da bolha, quando esta ocorre, é intensa. Keele e Armstrong (1964) dialisaram a saliva contra solução Lockers para alguma casa antes, para experimentar , a acção paliativa da saliva nativa pode ser devida não só à presença de secreção mucosa mas também a alguns inibidores da enzima salivar kallikrein que é removida ou inactivada por diálise, em qualquer caso nestas circunstâncias a saliva certamente produz dor.

Lysozymes-(Muramidase)

A lisozima cliva a ligação entre o ácido N-acetil murâmico e a N-acetil glucosamina do componente peptidoglicano da parede celular bacteriana. Mas as bactérias orais são resistentes a esta acção. A lisozima aumenta os seus efeitos anti-bacterianos ao sinergizar, com IgA, HO_{22}, peroxidase e certos componentes complementares. Cada uma destas combinações lise Gram+vicroorganismos in- vitro. Mas a sua acção in-vivo não está estabelecida. Degrada o peptidoglicano bacteriano, o principal componente estrutural das paredes celulares bacterianas e torna as bactérias susceptíveis à perturbação osmótica e à morte.[12]

Peroxidase- Salivary

É derivado de 2 fontes principais: Da glândula parótida e submandibular e dos leucócitos que entram na cavidade oral na GCF. O peróxido de hidrogénio e os iões de tiocianato formam o hipotiocianato (na presença da enzima perioxidase), que é tóxico para muitas bactérias. O hipotiocianato oxida grupos sulfidílicos sobre enzimas envolvidas no metabolismo bacteriano. A maioria das estirpes de estreptococos orais e lactobacilos são sensíveis aos efeitos do sistema de peroxidase, incluindo todas as estirpes de mutans. A sinergia entre as enzimas IgA/Lysozyme e peroxidase existe, podendo resultar no aumento dos efeitos antibacterianos A [57.]Sialoperoxidase oxida o ião tiocianato salivar (SCN) ao hipotiocianato (OSCN), uma potente substância antibacteriana, utilizando como oxidante o peróxido de hidrogénio produzido por bactérias orais.

Thiocyanate-

O tiocianato é um metabolito de cianeto e o produto final da desintoxicação de compostos de cianeto pela acção catalítica de uma enzima mitocondrial chamada rodanase. O cianeto de hidrogénio e os cianetos orgânicos estão respectivamente presentes nas fases gasosa e particulada do fumo do tabaco e são absorvidos principalmente a nível pulmonar. Estes compostos de cianeto são a principal fonte de tiocianato exógeno nos fumadores. Os testes de saliva são o procedimento mais estável e sensível para a obtenção de medidas de tiocianato da exposição ao fumo. A meia-vida do tiocianato salivar é de 10 a 14 dias, permitindo a avaliação da exposição aos componentes tóxicos do fumo do tabaco durante as 3 semanas anteriores. Além da couve, brócolos, amêndoas, e rábano silvestre, compostos de cianeto também estão presentes na mandioca, erva-milho, e milho; a ingestão destes alimentos poderia teoricamente aumentar a concentração de tiocianato independentemente da exposição ao fumo.

Enzima digestiva

Ptyalin ou amilase-

A amilase é uma enzima digestiva importante da saliva encontrada em concentrações mais elevadas que metaboliza o amido e outros polissacáridos e é produzida por células acinares serosas das principais glândulas salivares. Está presente em concentrações de 60- 120mg /100ml na saliva parótida e 25mg /100ml na saliva submandibular. Existe sob a forma de 6 isoenzimas. Hidrolisa ligações glicosídicas a1:4 entre unidades de glucose na cadeia de polissacarídeos, mas muito lentamente nas unidades terminais de glucose, formando assim maltose juntamente com oligossacarídeo e alguma glucose livre. O pH óptimo é de 6,8 e o cloreto é necessário como co-factor. A amilase salivar permanece activa no estômago também porque está protegida no bolus alimentar.[9,8]

a-1, 4 clivagem da ligação glicosídica

Glucose polissacarídeooligosacarídeo maltose + glicose livre

Maltase-

O maltose ou açúcar de malte é encontrado em forma livre no corpo. É produzido no decurso da digestão do amido pela enzima amilase.

O maltose é composto por 2 unidades de glucose a-D mantidas juntas por uma (1,4) ligação glicosídica. O grupo aldeído livre presente em C^1 de segunda glucose.

Lipase-

A lipase é segregada pelas glândulas salivares linguísticas (Von-Ebner) e é responsável pelo primeiro passo na digestão da gordura. É activa no pH do estômago e é particularmente importante quando os níveis pancreáticos de lipase são baixos como nos recém-nascidos e em doenças como a fibrose cística.[8]

Ácidos gordos...

Os ácidos gordos são ácidos carboxílicos com cadeia lateral de hidrocarbonetos. Servem como fonte de vitaminas lipossolúveis (A,D,E,K) , os ácidos gordos são importantes como reguladores metabólicos celulares. Os ácidos gordos essenciais que não podem ser sintetizados pelo organismo. Por isso, são fornecidos na dieta. Estes são ácidos gordos polinsaturados ácido linoleico, ácido linolénico, ácido araquidónico. Estes ácidos funcionam como estrutura e função da membrana, transporte do colesterol, prevenção do fígado gordo. A carência de ácidos gordos essenciais resulta em frynoderma ou pele de sapo.

Aminoácidos...

Os aminoácidos são um grupo de compostos orgânicos que contêm dois grupos funcionais - amino e carboxil. Os aminoácidos podem ser doces ou amargos. O glutamato de sódio é empregado como agente aromatizante na digestão de alimentos e os níveis de aminoácidos no soro e saliva são largamente úteis no diagnóstico precoce e prognóstico de várias malignidades.

Urea-

Ureais presente em cerca de 12-20mg/100ml. Muitas bactérias hidrolisam a ureia com a libertação de amoníaco, levando ao aumento do pH.

Imunoglobulinas-

A IgA secreta é a imunoglobulina predominante a aproximadamente 20mg/100ml com IgG (1,5mg/100ml) e IgM (0,2 mg/100ml) proveniente da fissura gengival. [9]A IgAaggregação secreta das bactérias orais e torna difícil a ligação das células às superfícies epiteliais / tecidos duros orais.[12]

Concentração de Ig (iig/ml) na saliva[12]

Fluido (saliva estimulada)	IgA	IgG	IgM
Saliva das glândulas principais (Parótida)	69.4	0.6	0.4
Saliva de glândulas menores	99.4	5.1	<0.1
(Lábio inferior)	82.9	10.3	4.1
Saliva de glândulas menores (Palatino)	192.5	8.9	3.8
Saliva inteira em repouso			

A IgA do soro é característica de uma resposta imunitária secundária. Complexos imunitários de antigénios IgA opsonizados e activam a fagocitose através dos receptores celulares Fc. Tem duas subclasses, a subclasse IgA1 predomina no soro humano (aproximadamente 90% do total de IgA); e secreções tais como muco nasal, lágrimas, saliva, e leite (70-95%) no cólon, IgA2 predominam 60% de IgA1, muitos microorganismos que podem infectar o tracto respiratório superior e o tracto gastrintestinal adaptaram-se ao seu ambiente libertando proteases que clivam IgA1 na região articulada alargada, enquanto que a região articulada curta de IgA2 não é vulnerável a estas enzimas. Os níveis salivares de IgA, IgG e IgM medidos em bebés pré-termo e a termo por **Wan AKL et al (2003)** mostraram um aumento significativo dos níveis de IgA e IgG e uma associação de aumento de IgA com a introdução de alimentos sólidos. O seu estudo sugeriu que um bebé é imunocompetente ao nascer oralmente, seja a termo ou a pré-termo.[16]

Childers NK et al (2003) relataram um nível significativamente mais elevado de IgA total salivar, e IgA1, em adultos do que em crianças e sem diferenças no rácio de IgA, e IgA2 indicando que os níveis de IgA aumentam com a idade mas o rácio de subclasse é estabelecido cedo na vida. O IgA2 é mais resistente à digestão por proteases bacterianas do que o IgA1.[17]

Glucose-grátis

A hipotonicidade, especialmente durante períodos de baixo fluxo, também permite a expansão e hidratação das glicoproteínas da mucina, que protegem os tecidos da boca. Níveis mais baixos de glicose, bicarbonato e ureia na saliva não estimulada aumentam o ambiente hipotónico para melhorar o sabor. As proteínas de glicol com resíduos carregados negativamente e Sialin, um polipéptido salivar, também reportaram ter capacidade tampão.As concentrações de glicose (0,5 - 1 mg /100ml) são demasiado baixas para o crescimento de bactérias, mas podem ser aumentadas em diabéticos.

Statherin:

É uma pequena fosfoproteína (12000D) relativamente rica em tirosina e prolina. Inibe o crescimento de cristais de hidroxiapatite. Também previne a precipitação de fosfatos de cálcio de soluções supersaturadas como a saliva. Pode ser importante como inibidor da formação de cálculos, tanto nas glândulas como nos dentes.[9,8]

Sialin:

Um tetra-peptídeo (glicina-glicina-lisina-arginina) pode ser utilizado por várias bactérias que levam à formação de produtos finais alcalinos, que se acredita ajudarem a regular o pH da placa.[9]

Peptídeo rico em histidina:

Pode ter um papel na formação de películas e agregação de bactérias, contribuindo assim para a sua depuração oral. Estas fosfoproteínas inibem o crescimento de cristais em caso de supersaturação de CaPO4. Inibem o crescimento e a viabilidade dos estreptococos mutantes e a germinação de candida.[12]

Perinpanayagam HER et al (1995) purificaram e caracterizaram um número de peptídeos de baixo peso molecular da saliva parótida humana por análise sequencial e descobriram que muitos dos peptídeos de baixo peso molecular são derivados do processo proteolítico de proteínas maiores (por proteases salivares) como histatinas, proteínas ricas em prolina e estatherins. Estes peptídeos são susceptíveis de serem trocados com a fase aquosa da placa dentária e ajudam a modular eventos como desmineralização/remineralização, fixação microbiana e podem servir como potenciais substratos metabólicos para a microflora da placa, devido ao seu pequeno silício.[18]

Factores de coagulação do sangue...

A saliva também contém factores coagulantes do sangue como o factor IX (factor de Natal) , o factor VII (Proconvertin) e o factor plaquetário que reduz o tempo de coagulação.

Factores de crescimento epidérmico...

A função de reparação tecidual da saliva é considerada devido à presença do factor de crescimento epidérmico que estimula o crescimento epitelial e, portanto, pode estar a ajudar na cicatrização de feridas. O MHC-I (grande histocompatibilidade) como o MICA e o MICB, que são upregulados pelo stress celular. Quando o MICA e o

MICB activado, alguns dos linfócitos associados à mucosa secretam o factor de crescimento das células epidérmicas e podem, portanto, funcionar para reparar e renovar as células epiteliais danificadas.

<u>**Componentes inorgânicos**</u>

Componentes inorgânicos da saliva inteira (mg/100ml)

	Gama	Média
Sódio	0-80	15 descansar 60 estimulados
Potássio	60-100	80
Cálcio	2-11	6
Fósforo (inorgânico)	6-71	17 descansar 12 estimulado
Chloride	50-100	-
Thiocyanate	-	9 (Fumadores) 2 (Não fumadores)
Farinha (Partes /10^6)	0.01 - 0.04	0.03 Descansar 0,01 estimulado
Bicarbonato	0 - 40	6 descansos 36 estimulado

Sódio-

O sódio é a principal acção no fluido extracelular, cerca de 40% do sódio está presente. O sódio é necessário para a manutenção da pressão osmótica e do equilíbrio do fluido. Em associação com cloreto e bicarbonato de sódio regula o equilíbrio ácido-base do corpo. As acetinarcélulas não estão envolvidas na modificação de electrólitos, tal como as restantes células do canal. As células estriadas estão em segundo lugar na rede, funcionando como regulação electrolítica na reabsorção do sódio. As células do ducto final, as células do ducto excretor, contribuem através da reabsorção contínua do sódio e da secreção de potássio.

Chloride-

O cloreto está envolvido na regulação do equilíbrio ácido-base, equilíbrio de fluidos e pressão osmótica. A enzima amilase salivar é activada pelo cloreto.

Potássio-

O potássio é o principal catião intercelular e é igualmente importante no fluido extracelular para uma função específica.

Bicarbonatos e Fosfatos

Os componentes que conferem uma acção tamponante à saliva são principalmente bicarbonatos e fosfatos. Quando os iões bicarbonatos entram em contacto com iões ácidos, forma-se ácido carbónico fraco que é rapidamente dissociado em água e dióxido de carbono.

Magnésio e Fluorido...

Nesse sentido, pequenas quantidades de desmineralização têm sido sugeridas como vantajosas para o dente porque os componentes de esmalte de magnésio e carbonato são substituídos pelos cristais de fluorapatite mais fortes e resistentes à cárie. O flúor em solução salivar funciona para inibir a dissolução dos cristais de apatite.

Gustin-

A sensação gustativa só pode ser percebida quando as substâncias são dissolvidas e, portanto, a acção solvente da saliva é muito importante na percepção do sabor. A saliva também ajuda na limpeza das papilas gustativas para as preparar para a próxima percepção do paladar. Gustin presente no desenvolvimento e amadurecimento das papilas gustativas.

Função endócrina - Parotina

A saliva contém alguns materiais biologicamente activos, por exemplo, a parotina segregada pela glândula parótida. A parotina é relatada para promover o crescimento do tecido mesenquimatoso, diminuir o nível sérico de cálcio, promovendo a mineralização da dentina.

<u>**Composição Electrolítica da Saliva Submandibular Comparada com Plasma**</u>

	Saliva		Plasma (mEq/L)
	Repouso (<0,26ml/min)	Estimulado (3,0ml/min)	
Na+	2.6mM	54.8mM	143.3
K+	14.4mM	13.7mM	4.1
Cl-	11.9mM	32.3mM	100.9
HCO_3^-	2.2mM	35.3mM	27.5
Mg2+	70.4^M	36.0^M	1.85
Ca^{2+}	1.56mM	2.13mM	2.47
P (inorgânico)	3.6mM	1.57mM	3,5mg/100ml
pH	6.47	7.62	7.4

<u>**Composição Electrolítica da Saliva Parótida Comparada com Plasma**</u>

	Saliva		Plasma (mEq/L)
	Repouso (<0,011ml/min)	Estimulado (>1,0ml/min)	
Na^+	2,7 mEq/l	63,3 mEq/l	143.3
K^+	46,3 mEq/l	18,7 mEq/l	4.1
Cl-	31,5 mEq/l	35,9 mEq/l	100.9
HCO3-	0,6 mEq/l	29,7 mEq/l	27.5
Mg^{2+}	0,45mg/100ml	0,04mg/100ml	1.85
Ca^{2+}	4,16mg/100ml	3,78mg/100ml	2.47
P (inorgânico)	31,9mg/100ml	9,7mg/100ml	3,5mg/100ml
pH	5.82	7.67	7.4
Osmolalidade	85.7mOsm/Kg	132.0mOsm/Kg	296.0mOsm/Kg

Os iões principais (Na, K, Cl e HCO^-) são os principais contribuidores para a molaridade da saliva que é aproximadamente metade da do plasma. O ***bicarbonato*** é o principal tampão na saliva. ***O conteúdo de flúor*** é semelhante ao do plasma, mas é ligeiramente elevado naqueles que bebem água fluoretada/utilizam fluoretada pasta de dentes. Estes pequenos aumentos são importantes na acção anti-corrosiva do flúor.[9]

Cálcio e Fosfato:

Parte do cálcio está ligado a proteínas e parte está em complexos solúveis com carbonato, fosfato/lactato. 10% do fosfato está na forma de éster em fosfoproteínas e parte como vestígios de pirofosfato ($2PO_4$). Estas formas não-iónicas de cálcio e fosfato tornam a saliva supersaturada em relação à hidroxiapatita a pH intra oral normal. O equilíbrio para a dissolução da hidroxiapatita é

$$Ca_{10}(PO_4)_6(OH)_2 \longrightarrow 10Ca^{2+} + 6PO_4^{3-} + 2OH^-$$

Se o pH cai (ou seja, a $^+$concentração de H aumenta), os 4^{3-}iões PO são convertidos em HPO_4^{2-}. A $2HPO\ 4^-$e os iões OH^- são neutralizados para formar água. A reacção desloca-se para a direita e a saliva deixa de ser supersaturada causando a dissolução dos cristais de hidroxiapatite. Mas se o pH subir,

A reacção muda para a esquerda com aumento do grau de supersaturação e causando remineralização dos cristais de hidroxiapatite. O pH em que estas reacções são equilibradas é chamado de fixação de pH crítico e pode servir como potenciais substâncias metabólicas para a microflora em placa devido ao seu pequeno tamanho.

Gases dissolvidos...

- Dióxido de carbono
- Oxigénio
- Nitrogénio

Como todos os fluidos corporais, a saliva contém nitrogénio, oxigénio e dióxido de carbono em solução. Os teores de oxigénio e azoto situam-se entre 0,18 e 0,25 % de volume e 0,9% respectivamente.

VI. **FUNÇÕES DA SALIVA**

As funções da saliva podem ser organizadas em 5 grandes categorias que servem para manter a saúde oral.

1. Lubrificação e protecção
2. Acção tampão e desobstrução.
3. Manutenção da integridade dos dentes
4. Actividade antibacteriana
5. Sabor e digestão

1 Lubrificação e Protecção:

As mucinas salivares desempenham um papel importante neste contexto. Actuam através de uma variedade de mecanismos. As mucinas são moléculas proteicas complexas que estão presentes predominantemente em 2 tipos de peso molecular e formadas por cadeias de polipeptídeos que se colam. São excretadas a partir de glândulas salivares menores. Têm baixa solubilidade, alta viscosidade e elasticidade e forte adesividade. A saliva lubrifica e protege a mucosa oral (com a ajuda destas mucosas) actuando como barreira contra irritantes que podem ser proteolíticos e/ou enzimas hidrolíticas produzidas em placa, potenciais carcinogéneos do fumo e químicos exógenos e dessecação da respiração bucal. Os efeitos lubrificantes das mucinas ajudam à mastigação, fala e deglutição de todos [11]

As mucinas desempenham a função antibacteriana modulando selectivamente a adesão e colonização do organismo aos tecidos orais. As secreções das glândulas sublingual e submandibular contêm 2 tipos de mucina:

MG1 - elevado peso molecular, mucina altamente glicosilada.

MG2 - Mucina de cadeia de peptídeo glicosilado de baixo peso molecular

O MG1 adsorve firmemente ao dente, contribui para a película de esmalte e protege o dente dos desafios ácidos. Mas formam um complexo heterotípico com outras proteínas salivares tais como amilase, estatherin e histatina e atraem a fixação de certas bactérias que lhes fornecem nutrientes. O nível de MG1 é mais elevado nos doentes susceptíveis à cárie.

O MG2 liga-se ao esmalte mas é facilmente deslocado. Promove a agregação e eliminação de bactérias orais e, por conseguinte, predomina nos doentes resistentes à cárie.

Sendo as mucinas parte da película de esmalte, ajudam a iniciar a colonização bacteriana promovendo o crescimento dos comensais orais e formam uma barreira protectora e lubrificação contra o desgaste excessivo, barreira difusa contra a penetração ácida e limitam a regressão mineral da superfície dentária regulando os níveis intercelulares de cálcio.[11]

2. Acção tampão e desobstrução:

A capacidade de amortecimento salivar protege de 2 maneiras:

* . Impede o potencial organismo patogénico de colonizar a boca porque muitas bactérias requerem um pH específico.

* . Os microrganismos de placa podem produzir ácido a partir de açúcares, que se não forem rapidamente tamponados e limpos pela saliva é capaz de desmineralizar o esmalte.[5]

A acção tamponante da saliva é através de

* Bicarbonato
* Fosfatos
* Ureia
* Proteínas anfotéricas
* Enzimas.

Bicarbonato e compostos nitrogenados salivares difundem-se em placa e neutralizam os ácidos. Gera amoníaco para formar aminas, que também actuam como um tampão, neutralizando os ácidos. A ureia é metabolizada pela placa e liberta amoníaco e aumenta o pH da placa.[9] Em vez disso, por ser uma "pia" para açúcares e ácidos, a saliva está presente numa película fina à volta dos dentes e tecidos moles cuja espessura média é de 0,1mm. Portanto, o factor importante para a depuração oral é a velocidade de movimento desta película fina sobre a placa, que é por sua vez uma função do volume salivar e assim influenciada pelas taxas de fluxo salivar.[19] A acção tampão da saliva funciona de forma mais eficiente durante as elevadas taxas de fluxo estimuladas do que a saliva não estimulada.pH da placa é mais importante do que o pH salivar para a acção tampão sobre a cárie. As proteínas salivares (Mucins) formam um meio de crescimento selectivo para bactérias orais, explicando em parte a composição bacteriana da placa.

Hans Van Der Hoeven demonstrou que o Streptococcus mitis está melhor adaptado do que o S.mutans para utilizar mucinas salivares para o crescimento quando os substratos alimentares estão ausentes. Portanto, o Strept.mitisis é dominante na placa[5] dentária inicial. O pH da placa sobe nos primeiros 5 minutos fora da alimentação e depois cai para o seu mais baixo (67) 15 minutos mais tarde, a menos que haja ingestão adicional de fermentantes.
carbohidratos. Assim, os doentes especialmente propensos a cáries devem escovar logo após a

ingestão de refeições e lanches cariogénicos. Por conseguinte, o tamponamento salivar, a depuração e a taxa de fluxo trabalham em conjunto para influenciar o pH intra oral.

Edulcorantes sem açúcar como xilitol e sorbitol sem carboidratos fermentáveis ajudam na modulação do pH da placa e diminuem as cáries nas bocas susceptíveis de cárie. Também diminui a acumulação da placa, inflamação gengival e aumenta o potencial de re-mineralização.[11]

3. Manutenção da integridade dos dentes:

A saliva mantém a integridade dos dentes, facilitando o processo de desmineralização e remineralização. Juntamente com a saliva, a espessura da placa e o número de bactérias presentes determinam o processo de desmineralização e a acção dos tampões.[11] A cárie ocorre quando as condições químicas na superfície do dente favorecem a desmineralização em detrimento da remineralização, ou seja, quando as concentrações de Ca, PO4 e OH são demasiado baixas para impedir que a apatite como cristais do dente se dissolva. Portanto, a desmineralização é determinada pelo comportamento alimentar e práticas de higiene oral, enquanto que a remineralização pode ser promovida por meio de flúor e (baixas concentrações) que acelera a remineralização por iões salivares.[19]

A desmineralização ocorre quando os ácidos da placa e da película se difundem para o esmalte nos cristais a um pH de 5 - 5,5 que é crítico para o desenvolvimento de cáries. Os minerais dissolvidos difundem-se do dente para dentro da saliva que o envolve.

A remineralização é o processo de substituição dos minerais perdidos nos cristais de esmalte. A supersaturação de minerais salivares (Ca& PO4) é fundamental para este processo, que é mantido por proteínas salivares. As proteínas salivares como a estatherina, histatinas, cistatinas e proteínas ricas em prolina são demasiado grandes para penetrar nos poros do esmalte. Por conseguinte, permanecem na superfície ligadas à hidroxiapatita, para ajudar a controlar o crescimento cristalino do esmalte, permitindo a penetração de minerais no esmalte para remineralização e limitando a regressão do esmalte.

O flúor na saliva forma um revestimento tipo fluorapatite mais resistente às cáries do que as estruturas originais dos dentes e acelera a formação de cristais. Portanto, alguma quantidade de desmineralização do dente deve ocorrer a fim de ser substituída por cristais de fluorapatite mais fortes e resistentes à cárie. O flúor também inibe a dissolução dos cristais de apatite.[11]

A saliva é saturada com iões de cálcio e fosfato, a precipitação espontânea é evitada por um grupo de proteínas ricas em prol da prolina, principalmente statherin.[5]

4. Actividade antibacteriana:

A saliva contém agentes imunológicos (Secretory IgA, IgM e IgG) e não imunológicos (proteínas seleccionadas, mucinas, péptidos e enzimas) provenientes de 2 fontes diferentes - células plasma e células ductais com respostas diferentes à estimulação e diferentes níveis de conteúdo. A IgA secretora produzida por plasmócitos em tecido conjuntivo e trans-localizada através das células ductais neutraliza vírus, serve como anticorpo contra antigénios bacterianos e funciona como agregado de bactérias, inibindo assim a sua ligação ao tecido hospedeiro. IgG e IgM estão em baixas quantidades e provavelmente provêm de GCF.

As proteínas, mucinas, peptídeos e enzimas (Lactoferrina, lisozima e peroxidase) ajudam a proteger os dentes contra insultos físicos, químicos e microbianos.

Os complexos MG2 e IgA ligam-se com agentes patogénicos da mucosa pela sua maior afinidade do que os dois sozinhos. Os anticorpos salivares (IgA) aglutinam os microrganismos e com acção purificadora da saliva eliminam os tufos de bactérias.

Lactoferrina produzida em células de condutas inter-relacionadas, liga o ião férrico na saliva tornando o ferro indisponível para estreptococos cariogénicos que necessitam de ferro para se manterem viáveis. A isto chama-se "Imunidade Nutricional". Também aumenta a susceptibilidade dos Streptococci mutans à lactoferrina.

Lysozymes produzidos nas células basais de condutas estriadas em glândulas parótidas dividem as paredes das células bacterianas e a partir do plasma através da GCF. A lisozima irá dividir a parede celular bacteriana levando à destruição e inibição do seu crescimento. Agregam as bactérias e eliminam-nas.

Peroxidase (Sialoperoxidase/lactoperoxidase) produzida por células de acinar catalisa o metabolismo bacteriano por produtos com tiocianato, que é tóxico para as bactérias. Também protege a mucosa dos efeitos oxidantes do $HO2_2$ produzido pelas bactérias.

As cistatinas (cisteína contendo proteínas) inibem a cisteína proteinase envolvida na patogénese da doença periodontal.

Proteínas tais como glicoproteínas, aglutinas, aglutinas, proteínas ricas em histidina e proteínas ricas em prolina funcionam para agregar bactérias diminuindo a sua capacidade de aderir à superfície dos tecidos duros e moles e prevenir a colonização. O teor de proteínas aumenta proporcionalmente com o aumento do fluxo mas pode ser sujeito a variações circadianas e pode ser afectado por stress, inflamação, infecção e alterações hormonais. Podem também variar entre pessoas, apresentar fenótipos diferentes e diferenças de estirpes-espécies nas interacções microbianas de proteínas.[11]

A consistência dos fluidos proporciona uma acção de lavagem mecânica que elimina as bactérias não aderentes e os detritos acelulares e o açúcar. Por conseguinte, limita a sua disponibilidade a microrganismos de placa acidogénica. A saliva impede a colonização de certos microrganismos pelas suas proteínas.

A lactoferrina liga o ferro livre e priva as bactérias do ferro. Os factores de crescimento epiteliais são libertados pela saliva dos piolhos, o que faz com que o tecido do couro cabeludo humano seja reparado.

5. Sabor e Digestão:

A saliva contém uma proteína chamada Gustine; pensa-se que seja necessária para o crescimento e a maturação das papilas gustativas. A saliva também serve para dissolver substâncias a serem provadas e transportá-las para as papilas gustativas. [5]A saliva é hipotónica e, portanto, aumenta a capacidade dos alimentos salgados e das fontes nutritivas. Na digestão, a amilase salivar dissolve o açúcar, mas o seu papel na decomposição do amido é limitado. As enzimas salivares iniciam a digestão da gordura. A saliva lubrifica o bolus alimentar, o que ajuda na deglutição.

A saliva proporciona diferentes tipos de protecção em diferentes áreas devido à quantidade variada e aos componentes da saliva secretados por diferentes glândulas. Exemplo: a saliva parótida contém amilase, proteínas ricas em prolina e aglutininas. Portanto, os pré-molares superiores exibem quantidades mais elevadas de aglutininas salivares. A saliva sublingual tem concentrações elevadas de MG1, MG2 e aglutininas. A saliva submandibular é rica em cistatinas. Uma secreção palatina tem elevadas concentrações de MG1 e amilase.

FUNÇÃO	EFEITOS	COMPONENTES ACTIVOS
Protecção	Autorização Lubrificação Isolamento térmico/químico Formação de películas Encadernação de tanino	Água Mucins, glicoproteínas Mucins Proteínas, glicoproteínas, mucinas Proteínas básicas ricas em prolina, histidina
Tampão	Manutenção do pH Nutralização dos ácidos	Bicarbonatos, fosfatos, proteínas básicas, ureia, amoníaco
Integridade do dente	Maturação do esmalte, reparação	Cálcio, fosfato, flúor, estatherina, proteínas ricas em ácido
Actividade antimicrobiana	Barreira física Defesa imunitária Defesa não imune	Mucins Imunoglobulina secretora A Peroxidase, lisozima, lactoferrina, histatina, mucinas, aglutininas, secretory inibidor de leucócitos protease, definsinas e cathelicidina... LL37
Reparação de tecidos	Cura de feridas, epiteliais	Epiteliais de crescimento , proteínas de trefoil, regeneração
Digestão	Formação de Bolus Digestão dos triglicéridos de amido	Água, mucinas Amilase, lipase
Sabor	Solução de moléculas Manutenção das papilas gustativas	Água e lipocalinas Factor de crescimento epidérmico e anidrase carbónica 6.

"A saúde do salmão - uma vida longa, um coração cheio e uma boca molhada".[19] **(Brinde Irlandês)**

VII.   <u>**TAXA DE FLUXO SALIVAR**</u>

A gama normal de fluxo salivar não estimulado é de 0,1 ml/minuto e o fluxo salivar estimulado é de 0,2 ml/mm devido à vasta gama de taxas de fluxo. É difícil avaliar o estado da função da glândula salivar de um paciente, pelo que são necessárias medições repetidas para reconhecer, a taxa de fluxo em declínio..[78]. A referência de base tem de ser registada após a idade de 15 anos e a redução de 50% do fluxo a partir da linha de base é considerada como hipofunção.

Em média, o fluxo não estimulado é de 0,3 ml/min com 300 ml durante 16 horas de vigília. Utilizando uma técnica padronizada com 1 min. de estimulação por cera de parafina mastigável seguida de recolha salivar durante 5 minutos, a taxa de fluxo estimulado para fêmeas adultas foi de 8,6 ml / 5mins e para machos adultos foi de 10,1 ml/5mins[78]. Numa média, o fluxo estimulado é de 7 ml/min e contribui 80-90% da produção média diária de salivares. O fluxo salivar diário total da saliva inteira é de 0,5 - 1,5. Como dado em referência,se o caudal for inferior a 0,16 ml/min, então é considerado como hipofuncionamento da glândula salivar.[11]

FACTORES QUE AFECTAM A TAXA DE FLUXO:

1 . Variação Diurna:

O fluxo diário total da saliva inteira mede, em média, entre 500 mL e 1,5 L,dependendo da referência. Há ebbs diários e anuais e picos no fluxoCircadian (diário) de fluxo baixo ocorre durante o sono.[11]

	Baixo	Alto
Circadian (diariamente)	Durante o sono	Elevado estímulo
Circanual(anual)	Verão	Inverno

Uma variação circadiana afecta tanto o fluxo como o nível de concentração de componentes salivares como electrólitos e proteínas.

A taxa de fluxo mostra variação regional, sendo o lingual mandibular de alto volume e o anterior maxilar de baixo volume e têm sido referidos como "Salivary high ways and byways". Salivary by way são as áreas em que os produtos ácidos podem permanecer em contacto mais prolongado com estruturas orais até serem mecanicamente removidos.

Uma pequena quantidade de saliva em média cerca de 0,8ml permanece na boca após engolir, chamada saliva residual. [11]Saliva residual é a película de saliva que permanece nos tecidos duros e moles orais imediatamente após a deglutição e é sustentada e continuamente substituída para manter os tecidos orais sempre húmidos. Uma porção de saliva residual é substituída por saliva fresca em cada ciclo de deglutição e é evidente um sistema dinâmico de geração contínua de maus odores. A camada mais externa do epitélio da mucosa oral é coberta por escamas epiteliais prontas para serem derramadas, que são impregnadas com um grande número de bactérias indígenas orais (100/células). Esta é coberta[1] por saliva residual. Portanto, camada dupla: - Uma de bactérias orais em crescimento contínuo e outra de saliva[7] residual continuamente substituída. A saliva fornece péptidos e substratos proteicos degradáveis para as bactérias se envolverem no processo de putrefacção e produzirem produtos bacterianos rápida e instantaneamente devido à grande área de superfície. Os produtos são voláteis odoríferos. O sulfureto de hidrogénio é um dos principais. Uma camada de saliva residual inferior a 10-25 um desencadeia a percepção de boca seca e facilita a perda de voláteis odoríferos gerados nesta camada para o ar da boca que é a respiração.[22]

2 . Duração do estímulo:

A taxa de fluxo influencia a composição salivar. À medida que a taxa de fluxo aumenta, a concentração de proteínas, cloreto de sódio e bicarbonato sobem e os níveis de fosfato e magnésio descem.[9]

Navazesh M et al (1992) estudaram as taxas de fluxo salivar e concentração de mucina em 42 caucasianos saudáveis e descobriram que a taxa de fluxo salivar não estimulado era significativamente mais elevada nos idosos do que nos grupos jovens (18-35 anos e 65-83 anos). Ambos os grupos mostraram um aumento significativo do fluxo durante a estimulação salivar. A concentração de MG1 e MG2 em amostras de saliva não estimulada e estimulada foi significativamente mais baixa nos grupos de idade.[8]

A concentração de bicarbonato, cálcio e proteínas começa a aumentar após algum tempo de estimulação. Magnésio, fosfato e platô de concentração de potássio após uma queda inicial. A concentração de cálcio cai durante os períodos de estimulação. Após os primeiros minutos de estimulação, a concentração de sódio e iodeto permanece inalterada.[23]

3 Natureza do estímulo:

Ignorando o efeito na taxa de fluxo por diferentes estímulos, verificou-se que o tipo de estímulo gustativo utilizado não tinha praticamente nenhum efeito na composição electrolítica, mas que o sabor do sal estimulava muito o conteúdo proteico mais elevado.

4   Factores dietéticos:

O caudal é influenciado por factores mecânicos e/ou gustativos. Exemplo: O fluxo salivar de copio resulta do cheiro de comida / inserção de nova dentadura.

Nina Enberg relatou uma redução significativa na taxa de fluxo salivar total da estimulação 1 hora após o consumo agudo de álcool. Também notaram uma redução estatisticamente significativa na proteína total, amailase e electrólitos (Na$^+$, a$^+$, Ca^{2+}, fosfato inorgânico) à medida que a concentração de álcool no sangue aumenta.

O significado da viscosidade da saliva em geral tem sido objecto de muitos estudos em odontologia (Ericsson e Stjernstrom, 1951). Verificou-se que a viscosidade salivar é grandemente influenciada pelo pH e pelo cálcio (Nordbo et al., 1984). O aumento da viscosidade salivar também pode ser associado a um aumento da cárie dentária, embora seja difícil examinar o fluxo e a viscosidade independentemente um do outro (Biesbrock et al., 1992). A viscosidade aparente contribui para as propriedades reológicas da saliva, e as propriedades elásticas também podem ser importantes (van derReijden et al., 1993). A viscosidade salivar também é sugerida para contribuir para a retenção da dentadura. A retenção da dentadura é uma questão dinâmica dependente do controlo do fluxo do fluido interposto e, portanto, da sua viscosidade e espessura de película.[24]

5 *Influência hormonal:*

A aldosterona aumenta a reabsorção de sódio em condutas estriadas. A hormona anti-diurética aumenta a reabsorção de água a partir das condutas estriadas. Tanto a testosterona como a tiroxina resultam num aumento da secreção salivar. Bradykinina e kallidina aumentam a secreção salivar reflectindo o aumento da vasodilatação acinar.[24]

6. Taxa de fluxo salivar e factores sistémicos: Ava J Wn et al (1993) demonstraram que a diminuição significativa das taxas de fluxo salivares submandibulares estimuladas e não estimuladas em doentes que tomam 1/m mais medicamentos ou estão a ser tratados para 1/m mais doenças sistémicas quando comparadas com as taxas de fluxo parotídeas demonstrando que a glândula submandibular é mais susceptível de permutações externas / fisiológicas do que a glândula parótida. Assim, as taxas de fluxo salivares não estimuladas aproximam-se rapidamente de zero na presença de medicamentos crescentes e de doença uma advertência a esta observação é que o número de pessoas que tomam vários medicamentos ou têm numerosas doenças sistémicas neste estudo é pequeno. Contudo, três estudos que examinaram as principais taxas de fluxo salivar de pessoas com uma doença específica também descobriram que a glândula submandibular é mais susceptível aos efeitos da doença sistémica4 Dois por cento das taxas de fluxo submandibular estimulado por citratos foram observadas como sendo inferiores ao normal em 87,5% dos doentes com síndrome de Sjogren, enquanto o fluxo parotídeo estimulado diminuiu em apenas 54,7%.[8]

Lin et al (2001) mostraram uma redução de 40% na taxa de fluxo salivar em doentes avançados infectados com VIH com diminuição da taxa de secreção de proteínas antifúngicas (lisozima, proteínas totais) sugerindo o seu papel no aumento da incidência de candidíase oral em doentes com VIH.[25]

Nina Enberg et al (2001) relataram uma redução significativa no fluxo salivar total estimulado uma hora após o consumo agudo de álcool. Notaram também uma redução estatisticamente significativa na proteína total, amilase e electrólitos à medida que a concentração de álcool no sangue aumentava.[27]

KoshimuneShirjiro et al (2003) opinaram que o fluxo salivar em repouso inferior a 0,1ml/min tinha níveis mais elevados de compostos voláteis de enxofre como o sulfureto de hidrogénio e o metil mercapton e também influenciou a produção de revestimento de língua e doença periodontal, causando assim uma interacção de múltiplos factores de risco que conduzem ao malodor oral. Mas um fluxo salivar estimulado extremamente baixo, inferior a 0,7ml/min. não causou malodor oral.[28]

MEDIÇÃO DO CAUDAL SALIVAR:

A taxa de fluxo de saliva pode ser facilmente medida no consultório dentário. Tudo o que é necessário é uma área calma, cera de parafina, um cronómetro e um dispositivo para recolher a saliva e medir a quantidade secretada. Destes, o mais difícil é "a área sossegada". Uma vez que o fluxo de saliva é afectado por um ritmo circadiano regulado hormonalmente, o momento da recolha deve ser padronizado para cada paciente. Os dentistas são aconselhados a realizar estes testes salivares no início do dia, após o paciente ter jejuado durante a noite e escovado os dentes de manhã apenas com água. Em alternativa, pode ser realizado cerca de 2 horas após a refeição.

<u>COLECÇÃO DE SALIVA</u>

A taxa de fluxo de saliva pode ser facilmente medida no consultório dentário. Tudo o que é necessário é uma área calma, cera de parafina, um cronómetro e um dispositivo para recolher a saliva e medir a quantidade secretada. Destes, o mais difícil é "a área sossegada". Uma vez que o fluxo de saliva é afectado por um ritmo circadiano regulado hormonalmente, o momento da recolha deve ser padronizado para cada paciente. Os dentistas são aconselhados a realizar estes testes salivares no início do dia, após o paciente ter jejuado durante a noite e escovado os dentes de manhã apenas com água. Em alternativa, pode ser realizado cerca de 2 horas após a refeição.[29] A recolha da saliva pode ser de 1) saliva inteira. 2) saliva individual.

Saliva inteira:

A saliva total é o conteúdo de fluido misturado da boca, composto de saliva das glândulas maiores e menores, além de contribuições variáveis de soro do fluido crevicular gengival ou exsudados transmucosos, bactérias e produtos bacterianos, células epiteliais e sanguíneas e seus produtos, detritos, e fluido brônquico.

Devido à presença de um grande número de bactérias continuamente soltas das superfícies dos dentes e dos tecidos moles, bem como de células epiteliais, a saliva inteira requer normalmente uma centrifugação para fornecer uma amostra clara. Em algumas situações, contudo, as bactérias ou células têm valor de diagnóstico [30]

Saliva individual:

A saliva individual é a saliva recolhida das principais glândulas salivares individuais separadamente.

Métodos de recolha da Saliva

Tanto a saliva inteira como a individual podem ser recolhidas de forma estimulada ou não estimulada.

Para recolher a **saliva em repouso ou sem estimulação**, o paciente é sentado confortavelmente numa cadeira e aconselhado a não engolir ou mover a cabeça, boca, língua, etc. durante a realização do teste. Ela/ele é então instruído a

1. Engolir antes de se iniciar o teste propriamente dito.

2. Deixar a saliva penetrar na boca durante um período de dois minutos.

3. Expectorá-lo para o recipiente de recolha.

Deve haver duas recolhas adicionais de dois minutos para um tempo total de recolha de seis minutos. A deglutição é permitida entre cada colecção.

Para recolher **a saliva estimulada**, o paciente é sentado como acima indicado e é-lhe pedido que o faça:

1. Amaciar um pedaço de cera de parafina.

2. Engolir qualquer saliva que possa ter sido produzida no processo de amolecimento.

3. Mastigar a cera durante períodos de 3 a 2 minutos, como descrito acima.

Método de recolha da saliva inteira:

Os principais métodos de recolha de saliva **integral não estimulada** incluem[80]:

- Método de drenagem

- Método de cuspir

- Método de aspiração

- Método absorvente (zaragatoa)

Os métodos de drenagem e de cuspir são utilizados quando são necessárias medições de volume porque a concentração de alguns constituintes da saliva depende da taxa de fluxo. Quando a medição de volume não é necessária, a saliva pode ser recolhida em cotonetes, rolos de algodão, gaze ou tiras de papel filtrante, depois eluídas ou centrifugadas, ou aspiradas directamente do chão da boca com pipetas de plástico.[30]

Método de drenagem: É um método passivo e requer que o paciente deixe a saliva fluir da boca para um tubo de ensaio pré-pesado ou um cilindro graduado durante um período de tempo. É mais fiável e reprodutível para a recolha não estimulada da saliva inteira.

Método de cuspir: O paciente permite que a saliva se acumule na boca e depois expulsa para um cilindro graduado pré-pesado, geralmente a cada 60 segundos, durante 2 a 5 minutos. É mais fiável e reprodutível tanto para a recolha de saliva estimulada como não estimulada de toda a saliva.

Método de aspiração: Utiliza um aspirador ou ejector de saliva para extrair a saliva da boca para um tubo de ensaio durante um período de tempo definido. É menos reprodutível.

Método absorvente: Utiliza uma esponja de gaze pré-pesada que é colocada na boca do paciente durante um determinado período de tempo. Após a recolha, a esponja é novamente pesada, e o volume da saliva é determinado gravimetricamente. Dá um grau variável de estimulação da secreção e, portanto, menos reprodutível.[31]

Se for desejada uma colecção de saliva inteira estimulada, deve ser utilizado um método padronizado de estimulação. Mastigar uma base de goma sem sabor ou um material inerte como a cera de parafina ou um elástico a uma taxa controlada é um meio fiável e reprodutível de induzir a secreção de saliva. Também se pode aplicar ácido cítrico a 2% no dorso da língua a intervalos regulares (de 15 em 15 segundos)[32,30]. As taxas de fluxo são expressas em ml/min.

Método de recolha da saliva individual:

A recolha individual de saliva de parótida é realizada utilizando colectores **Carlson- Crittenden**, um simples copo com modificação plástica, introduzido pela primeira vez por Carlson e Crittenden em 1910 ou copos Lashley. Os colectores são colocados sobre os orifícios das condutas Stensen e são mantidos no seu lugar com uma sucção suave. A saliva de glândulas individuais submandibulares e sublingual é recolhida com um dispositivo aspirador (micropipeta) ou um colector com alginato chamado segregador. Ao utilizar o dispositivo de sucção, a gaze é colocada sublingual para secar e isolar a região sublingüe. A gaze e a língua são gentilmente retraídas para longe do orifício da conduta. A sucção suave é utilizada para recolher a saliva à medida que esta é produzida. O segregador é posicionado sobre as condutas do wharton e é depois mantido no seu lugar por alginato. À medida que a saliva é produzida, flui através da tubagem e é recolhida num recipiente pré-pesado. [32],[30]

A saliva estimulada de glândulas individuais é obtida através da aplicação de um sialagogo como o ácido cítrico na superfície dorsal da língua. Os tubos pré-pesados são utilizados para colecções individuais de glândulas salivares e para algumas das técnicas de colecta de saliva, e as taxas de fluxo são determinadas gravimetricamente em milímetros por minuto por glândula, assumindo que a gravidade específica da saliva é 1 (ou seja, 1g = 1ml de saliva). As amostras a reter para análise composicional devem ser recolhidas em gelo e congeladas até serem testadas.

As taxas de fluxo são afectadas por muitos factores tais como a posição do paciente, hidratação, variação diurna, e o tempo podem todos afectar o fluxo salivar. Qualquer que seja a técnica escolhida para a recolha da saliva, é fundamental utilizar um procedimento bem definido, padronizado e claramente documentado. Isto permite fazer comparações significativas com outros estudos e com medidas repetidas em horas extraordinárias individuais. É melhor recolher a saliva de manhã. Para garantir uma amostra não estimulada, os pacientes devem abster-se de comer, beber, ou fumar durante 90 minutos antes da recolha.

Para uma avaliação geral da função salivar, a recolha não estimulada da saliva inteira é o método de recolha mais valioso. É fácil de realizar e é preciso e reprodutível se for realizado com uma técnica consistente e cuidadosa. Idealmente, os dentistas determinariam valores de base para a produção não estimulada da saliva total num exame inicial. Isto permitiria comparações posteriores se os pacientes começassem a queixar-se de secura oral ou se apresentassem com outros sinais e sintomas de disfunção salivar. Para fins de investigação, ou se for necessária informação funcional mais específica para uma glândula em particular, devem ser utilizadas técnicas individuais de recolha da glândula.[31]

Dispositivos especiais:

Nos últimos anos, muita investigação tem sido feita para desenvolver um método que resolva muitos dos problemas existentes na utilização da saliva para a determinação quantitativa.

O rolo de algodão dentário está hoje em dia disponível como a Salivette®.Salivette® é utilizada para absorver a saliva num rolo de algodão dentário após mastigar durante 30-45 segundos com ou sem estimulação. Depois de embebido em saliva, o rolo de algodão dentário é colocado num recipiente que é fechado com uma rolha de plástico. O recipiente cabe num tubo de poliestireno que é depois centrifugado durante 3 minutos a cerca de 1000 g. Durante a centrifugação, a saliva passa do rolo de algodão para a parte inferior do tubo. O contentor é então retirado do tubo e a saliva transparente é vertida para fora do tubo. As partículas celulares são retidas no fundo do tubo num pequeno compartimento do lavatório. Uma desvantagem da Salivette® é que o rolo de algodão dentário interfere com vários ensaios de hormonas e drogas, tais como o de testosterona. Quando ensaiado, o algodão da Salivette ®contém algo que imita o efeito da testosterona (Dabbs, 1991). No entanto, outros materiais absorventes podem substituir o algodão. Até agora, não foi encontrado nenhum material absorvente inerte que possa servir para todos os fins. A vantagem da Salivette em ®relação a muitos outros dispositivos de amostragem é que absorve de forma fiável um volume relativamente grande de saliva (1,5 ml) num curto espaço de tempo.[33]

O dispositivo de recolha **OraSureisanother®**, absorve apenas 1,0 ml e, além disso, recolhe uma mistura de fluido crevicular gengival e saliva em vez de saliva, uma vez que a almofada é colocada entre a bochecha e a gengiva. O termo "amostra oral" é utilizado em vez de saliva quando o dispositivo OraSure® é utilizado.[33]

Schramm e colegas de trabalho (1990) desenvolveram um dispositivo para a recolha in situ de um ultrafiltrado de saliva. O colector é baseado no princípio de uma bomba osmótica. Uma membrana semipermeável (limite de exclusão 12.000 Da) envolve uma substância osmoticamente activa (sacarose) que, poucos minutos após

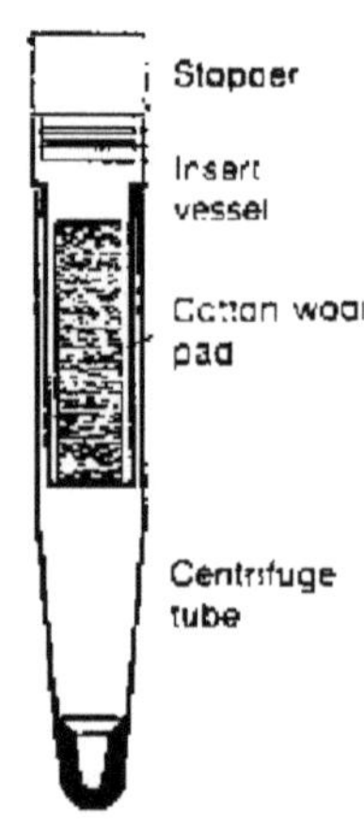

ser colocada na boca de um paciente, retira um ultrafiltrado de saliva para o dispositivo (1 ml de ultrafiltrado após 5 min.). Moléculas grandes são excluídas do interior da bomba osmótica. A utilização do colector elimina vários problemas normalmente encontrados na recolha de amostras de saliva: a expulsão de um excesso de espuma contendo pouco líquido, e o desconforto dos doentes que resulta quando se formam cordas de saliva viscosa entre a boca e o recipiente. A maior vantagem no laboratório para o processamento do ultrafiltrado claro é que a sua viscosidade inferior à da saliva regular simplifica o processamento (sem centrifugação, extracção, maior precisão). Outra vantagem do colector de ultrafiltração é que elimina o problema da contaminação do sangue, uma vez que as moléculas ligadas à proteína são excluídas com esta técnica de amostragem. No entanto, uma grande desvantagem deste dispositivo é que a densidade do líquido após a recolha tem de ser determinada porque o ultrafiltrado contém uma alta concentração de sacarose que é utilizada como a força motriz osmótica. O tempo de amostragem do colector de ultrafiltrado é muito longo em comparação com o da Salivette® (8 min versus 45s). A utilização do colector estimula ligeiramente o fluxo salivar. Por conseguinte, não é necessário utilizar estimulantes mecânicos ou químicos, que podem interferir com a determinação quantitativa das análises, quer por ligação não específica, quer por afectar o imunoensaio. Além disso, o pH da saliva é estabilizado na saliva estimulada.

Wolff A, Begleiter A e Moskona D (1997)[34]desenvolveram uma técnica para a recolha de saliva submandibular/sublingue que poderia facilitar o uso mais frequente de tal saliva na investigação salivar ao preencher as condições de fiabilidade, segurança, universal, facilidade de uso e conforto do paciente.

Descrição do aparelho colector:

Foi concebido um sistema colector que consiste na recolha de tubos, uma câmara tampão, um tubo de armazenamento e um dispositivo de sucção. O tubo colector consiste em tubos de acetato de celulose (diâmetro exterior de 1/8 polegadas; diâmetro interior de 1/16 polegadas; Read Plastics, Rockville MD, EUA), que é autoclavável a gás e formável a frio,

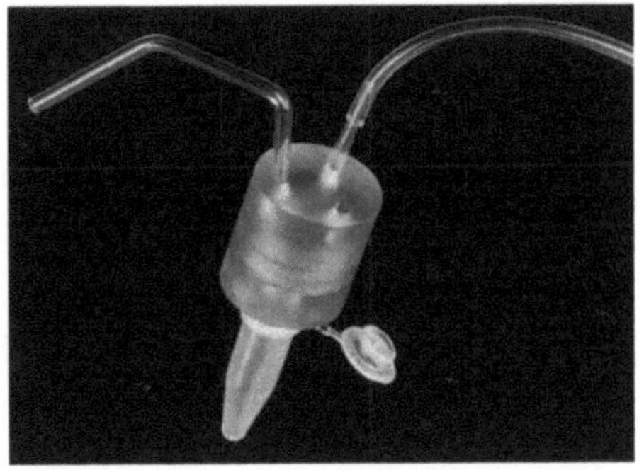

facilitando o ajustamento da sua forma para uso intra oral. O tubo de armazenamento é um tubo de centrifugação de 1,5ml (Saarstedt, Alemanha) ou um tubo de poliestireno de 5ml (Falcon, Lincoln Park, NJ EUA). O dispositivo de aspiração é uma bomba de vácuo (Falcon Pipet AID, fabricado pela Drummond Scientific Co. for Becton dickinsonLabware, Oxnard, CA, EUA). Anexado à bomba está um pedaço de tubo de tygon (diâmetro exterior, 1/16 polegadas; diâmetro interior, 1/32 polegadas; Norton, Akron, OH, EUA) com comprimento suficiente para atingir a zona de recolha.

Todos os componentes são ligados e cabem com segurança nas aberturas de uma câmara amortecedora, com 4 cm de comprimento e 2,5 cm de largura, construída em policarbonato (um material autoclavável a vapor; Read Plastics, Rockville, MD, EUA). O interior é uma esfera oca com quatro aberturas; uma na parte inferior (onde o tubo de armazenamento é fixado) e três na parte superior. O tubo colector entra na câmara de tamponamento através de um dos orifícios superiores e sai pela parte inferior para entregar a saliva colectada e também o tubo de armazenamento. Outro orifício, ao qual é cimentada a ponta de uma pipeta de 250 microlitros (Rainin, Woburn, MA, EUA), serve para ligar o tubo de tygon. O terceiro orifício facilita o controlo manual da aspiração, uma vez que só é necessário um dedo para a ajustar e abrir.

A principal função da câmara tampão é evitar que a saliva seja sugada para o dispositivo; assim, a amostra recolhida é totalmente recuperada no tubo de armazenamento. As bolhas são frequentes quando a saliva submandibular / sublingual é recolhida por sucção. A câmara tampão fornece espaço onde as bolhas podem expandir-se e partir-se. O fluido eventualmente reflui para o tubo de armazenamento sem derramar para dentro do tubo ligado ao dispositivo de sucção.

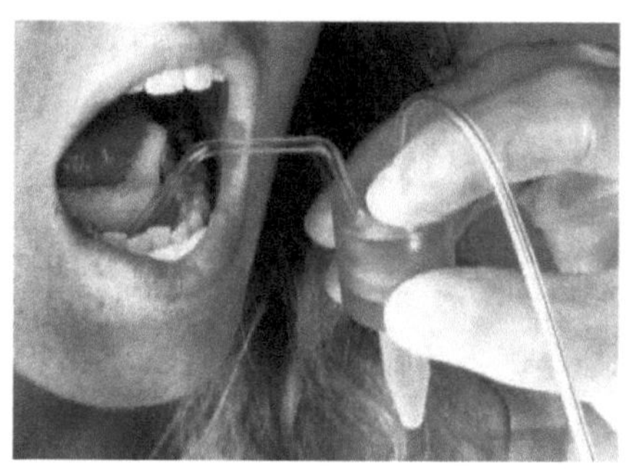

Os resultados do presente estudo mostraram que este sistema colector pode proporcionar um elevado grau de re-produtividade, mesmo com as limitações de variações resultantes de um sistema biológico complexo como as secreções salivares, e de colecções repetidas por dois operadores diferentes. Em todos os casos, mesmo quando existiam diferenças entre os valores das medições repetidas, podia ser feita uma distinção clara entre indivíduos xerostómicos e normais. A taxa de fluxo mais baixa obtida de indivíduos normais foi de 0,06 ml/min/glândula, e a mais alta de indivíduos xerostómicos foi de 0,047 m/min/glândula. Observou-se que quanto maior for o caudal, melhor será a reprodutibilidade dos valores. Portanto, recomenda-se que o período de colheita para os pacientes xerostómicos seja prolongado até 5 min para aumentar o tamanho da amostra de saliva.

As taxas de fluxo obtidas pelo actual sistema de recolha foram semelhantes às medidas por todos os métodos anteriores conhecidos que foram publicados durante os últimos 40 anos. O sistema também foi eficiente, na medida em que mais de 90% do fluido que entrou no sistema foi eventualmente recolhido no tubo de armazenamento para análise. O sistema parece recolher fluidos relativamente puros submandibulares/ sublinguais, uma vez que a contaminação da amostra recolhida por uma solução estimulante esfregada repetidamente sobre a língua durante a recolha da saliva foi mínima.

O sistema actual, para além da sua fiabilidade, tem as seguintes vantagens:

1. Adaptabilidade às variações anatómicas
2. Tamanho pequeno, permitindo a utilização para colecções não estimuladas.
3. Aceitação do paciente.
4. A padronização, uma vez que a sua utilização pode ser universal.
5. Facilidade de utilização por todos os profissionais dentários ou médicos.
6. Baixo custo.
7. Segurança em autoclave, o que a mantém coerente com a prática de precauções universais.

Uma desvantagem do sistema actual é que as amostras de saliva submandibular/sublingue não podem ser segregadas. Outra limitação é a necessidade de sucção. No entanto, a sucção suave proporcionada por um sistema de vácuo demonstrou anteriormente não modificar o fluxo de saliva submandibular/sublingue (Wold, 1964). Uma desvantagem de todos os sistemas colectores (excepto canulações de condutas sm/sl) é o risco de contaminação da secreção submandibular/sublingue por outros fluidos orais. No entanto, como demonstrado no presente estudo, quando a recolha é efectuada com muito cuidado, o grau de contaminação é mínimo. Assim, este sistema facilita a recolha de amostras relativamente puras de saliva submandibular/sublingue.

A saliva proporciona um meio de diagnóstico facilmente disponível, agora em aumento, para uma gama de doenças e situações clínicas em rápido crescimento.[30] Nos últimos 20 anos, mais de 2.500 citações concentraram-se no valor de diagnóstico dos fluidos orais, particularmente da saliva.[35,36] É utilizada no diagnóstico de doenças virais orais e sistémicas tais como sarampo, papeira, rubéola, hepatite A, B e C e HIV- 1 e 2. A saliva também ajuda no diagnóstico de sarcoidose, tuberculose, linfoma e síndrome de Sjogren. Além disso, a saliva é utilizada para monitorizar o nível de moléculas endógenas no corpo, incluindo polipéptidos e hormonas esteróides e anticorpos. A saliva também está a ser utilizada para monitorizar o nível de químicos seleccionados introduzidos no corpo - álcool, drogas e substâncias viciantes entre eles.[37]

Contexto histórico:

O valor diagnóstico da saliva foi primeiramente reconhecido pela antiga comunidade judicial que empregava a ausência de fluxo salivar como base de um teste de detector de mentiras. A ansiedade e a inibição emocional resultante do fluxo salivar é a base do que é provavelmente o mais antigo teste diagnóstico conhecido - o teste do arroz - progenitor do teste do detector de mentiras. O acusado recebeu uma boca cheia de arroz seco e se a ansiedade (e presumivelmente a culpa) inibiu de tal forma a salivação que o acusado não conseguiu formar um bolo adequado para mastigar e engolir, depois com a sua cabeça, ou variações da mesma. [37,30]

Independentemente da comunidade de investigação dentária, os veterinários dessa época também se interessaram pelas possibilidades de diagnóstico da saliva - para detectar drogas num cavalo em violação das regras das corridas. O primeiro uso documentado de saliva foi em 1912 "quando um cavalo chamado Bourbon Rose ganhou a Taça de Ouro na Maison Lafitte em França, mas foi desclassificado por ter feito o primeiro teste de drogas 'positivo'. Uma vez que as drogas eram dadas oralmente nessa altura, o teste da saliva estava na realidade a medir a droga residual na boca. Actualmente, a maioria das drogas são injectadas e os testes são realizados com urina ou sangue, uma vez que a concentração na saliva é muito mais baixa. [37]

Mais tarde, Percy R Howe, um dentista de Boston, foi o primeiro a demonstrar uma excreção real de medicamentos para a saliva.[37]

O diagnóstico salivar é um desabrochar tardio. Na primeira metade do século 20th, foi feita relativamente pouca investigação neste campo quando o uso salivar foi limitado a uma resposta de sim/não. Os primeiros estudos "Sialoquímicos" sobre fluidos orais foram conduzidos por Micheals e Kirk, cada um dos quais examinou a saliva para componentes específicos que seriam diagnosticados para várias condições sistémicas, incluindo a gota e o reumatismo. Howe apreciou o valor potencial da recolha de secreção humana de uma única glândula (parótida); estudou a secreção de vários antimicrobianos, incluindo salicilatos e benzoatos [38]

O Mandel estabeleceu várias regras cardeais de diagnóstico salivar:[38]

1. Se ninguém utilizar o teste, este não é útil;
2. Alterações na composição salivar num estado patogénico podem fornecer uma visão da patogénese dessa doença
3. Só porque os clínicos não optam por utilizar um teste salivar não significa que este não seja um auxílio de diagnóstico válido.

Vantagens:

A saliva tem vantagens clínicas sobre outros fluidos corporais como sangue, soro / urina no diagnóstico. É fácil de recolher, (muito jovem e muito velho) armazenar e enviar. O doente pode recolher amostras em casa quando clinicamente relevante ou noutros locais, incluindo o local de trabalho, a recolha de sangue ou urina pode ser difícil. Pode ser obtida a baixo custo e em quantidades suficientes para análise. A sua técnica de recolha não invasiva, onde reduz a ansiedade no sujeito e é mais segura para os profissionais de saúde do que a análise do soro com a sua exposição associada a agulhas e, possivelmente, vírus da SIDA ou hepatite. A maioria das moléculas encontradas no sangue e na urina são encontradas na saliva, embora as concentrações de um décimo a um milésimo das que se encontram no sangue[26, 49,54,76], mas a questão relacionada com a confidencialidade do doente deve ser considerada. A facilidade de recolher amostras de sujeitos muito jovens/muito velhos não fornece a licença para suspender o direito à privacidade de um paciente.[65] Estudos de correlação entre concentrações no sangue e saliva encontraram exemplos de excelente concordância (etanol, cortisol, teofilina, e anticorpos contra o VIH) e má concordância (tiroxina, dihidroepidandrosterona, prolactina, e hormona adrenocorticotrófica).

Recolha de saliva para fins de diagnóstico:

A saliva inteira esperada (estimulada / não estimulada) é mais comummente utilizada para fins de diagnóstico. Quando a medição de volume não é necessária, podem ser utilizados dispositivos colectores, bem como kits específicos que utilizam cotonete/celulose, almofadas, rolos, paus de imersão para amostragem[37,30]

À medida que entramos na era da medicina genómica, o diagnóstico salivar desempenhará um papel cada vez mais importante na detecção precoce da doença, na monitorização da progressão da doença e na avaliação do comportamento dos doentes, o que facilitará a transferência da preocupação do diagnóstico da doença para a vigilância da saúde, mas a par disso vem a obrigação de assegurar a privacidade e o direito dos doentes. [38] Com uma revolução no diagnóstico biomédico e molecular, é agora possível quantificar a saliva, aumentando assim a sua importância como diagnóstico e como indicador de prognóstico.

IX.   <u>SALIVA EM ESTADO FISIOLÓGICO E PATOLÓGICO</u>

A saliva pode ser utilizada para fazer o rastreio e a avaliação desde a cárie dentária até às neoplasias. Um teste salivar para detecção de qualquer patologia não é incómodo porque pode estar facilmente disponível. Poucos testes podem ser realizados em consultório dentário e poucos testes de susceptibilidade à cárie podem ser facilmente realizados em consultório dentário, que mede a densidade de colónias de 2 espécies bacterianas após 2-4 dias de incubação. Pode ser utilizado num paciente como potencial de risco e necessidade de medidas preventivas agressivas.[39] A técnica "Dip stick" monitoriza mutans salivares e lactobacilos identificam crianças em alto risco de cárie de esmalte e adultos mais velhos susceptíveis à cárie radicular.[37]

P.gingivalis pode ser detectado por PCR usando saliva, o patogénio que é frequentemente identificado na saliva de pacientes com periodontite. A técnica também pode ser utilizada para monitorizar e medir a melhoria.[39]

O fungo salivar UFC pode ser utilizado para a detecção de candidíase oral. A quantificação da candidíase da saliva inteira pode ser utilizada como indicador de candidíase oral em doentes em regime de drogas múltiplas, em infecção por HIV e pessoas que usam prótese dentária completa.[39,37,30,36]

<u>SALIVA EM PESSOAS ADULTAS E IDOSAS</u>

A saliva total esperada poderá um dia substituir o sangue como meio de monitorização adequado para deficiências nutricionais em pessoas idosas. Os adultos idosos que sofrem de desnutrição também apresentam sinais de resposta imunitária deficiente. A redução da resistência dos tecidos orais à doença leva frequentemente a um aumento da colonização por patogénios orais e a infecções orais graves e persistentes. De facto, sinais clínicos de desnutrição e um sistema imunitário comprometido aparecem frequentemente em primeiro lugar na cavidade oral. Estudos de alterações relacionadas com a idade na composição das secreções salivares sugerem que existem alterações subtis na capacidade de protecção dos anticorpos IgA salivares, que tornam os idosos mais susceptíveis a infecções bacterianas e fúngicas orais, tais como cáries radiculares e candidíase. Reduções significativas relacionadas com a idade na concentração de mucinas da glândula sub-mandibular poderiam resultar numa lubrificação reduzida e

contribuem para a sensação de secura da boca que é comumente relatada entre os adultos mais velhos que estão a tomar uma série de medicamentos.

Pajukoshi H et al (1997) reviram 169 sujeitos idosos admitidos numa enfermaria de geriatria aguda devido ao súbito agravamento da sua saúde e mediram o fluxo estimulado, a capacidade de amortecimento e os constituintes bioquímicos. Encontraram um fluxo salivar reduzido em 48% dos homens e 62,5% das mulheres. As IgA e IgM salivares eram significativamente mais elevadas em pacientes mais velhos e a concentração de IgA, lisozima e amilase salivares era mais elevada em pacientes mais velhos que tomavam muitos medicamentos. Uma maior concentração de ureia foi observada em doentes com muitas doenças concomitantes.[74]

A Lawerence HP (2002) [48]descobriu que concentrações mais baixas de SIgA ajustado às proteínas e concentrações mais elevadas de cortisol na saliva inteira estimulada estão associadas ao risco de desnutrição. luz do número crescente de adultos mais velhos, a análise da saliva pode oferecer uma abordagem rentável para avaliar o declínio da saúde em geral nas populações geriátricas.

<u>SALIVA EM BEBÉS E CRIANÇAS</u>

Stephen Moss J (1996) demonstrou que

> O fluxo salivar em torno dos dentes anteriores maxilares é notoriamente baixo e lento devido à gravidade e à localização das condutas salivares.

> A acção de sucção durante a enfermagem dificulta o fluxo salivar

> Os músculos dos lábios dos bebés não estão suficientemente desenvolvidos para permanecerem "selados". Assim, a saliva nos incisivos superiores tende a evaporar e os incisivos tornam-se secos.

> Na boca da criança, há pouca mistura de saliva (saliva submandibular e sub lingual são melhores tampões contendo fósforo para remineralização e a viscosidade da saliva das glândulas mucosas menores é muito elevada).

> A velocidade do filme salivar é muito mais lenta nas superfícies bucais do que nas superfícies linguísticas e nos incisivos superiores do bebé, as superfícies bucais são molhadas principalmente pela saliva de glândulas mucosas menores altamente viscosas, que é baixa em minerais e tampão.

> O sono dos bebés é mais do que o dos adultos e produz-se menos saliva durante o sono.

> A saliva infantil contém apenas metade da concentração de IgA secretora encontrada na saliva adulta.

> O título de anticorpos salivares do recém-nascido é muito baixo.

Todos estes factores associados ao crescimento excessivo de S.mutans devido à alimentação frequente e à disponibilidade de açúcares no leite em biberão / lactose no leite materno como substrato para bactérias resultam na amamentação de cáries em biberões predominantemente em superfícies labiais de incisivos[113] maxilares.

Amostragem de saliva:

A amostragem de saliva é um método de amostragem indirecta dos dentes porque a saliva é obtida através da mastigação de um objecto que desalojam as bactérias dos dentes e nem todas as áreas dos dentes são acessíveis a esta ruptura mecânica. Assim também, este método considera todas as superfícies de todos os dentes com igual risco de cárie, o que não é verdade. A saliva não recolhe a placa bacteriana de áreas de alto risco de cárie, como fissuras dentárias, abaixo do ponto de contacto, gengiva 3rd da coroa e superfícies radiculares expostas. Não discrimina entre múltiplas superfícies dentárias com baixa colonização e poucas superfícies dentárias com colonização pesada. Assim, não pode fornecer informação específica do local útil para o planeamento do tratamento e monitorização focalizada dos resultados da previsão da cárie.[12]

As amostras de placa / saliva (geralmente estimuladas por cera de parafina mastigável) são transportadas usando meios fluidos / semi-sólidos como VMGII e RTF (Reduced transport fluid) que proíbem o crescimento de quaisquer outras bactérias na amostra e protegem a sobrevivência a longo prazo dos mutans salivares. Os recipientes de meio de transporte contêm minúsculos grânulos de vidro que facilitam a dispersão de tufos bacterianos. A amostra no laboratório é então diluída em série em 10 etapas de dobra, usando salina Kcl 0,85% antes do revestimento para a estimativa de contagens absolutas. Depois a amostra é espalhada em ágar semi selectivo (para avaliação da contagem absoluta) ou em meios semi selectivos e não selectivos como o ágar de soja triptico suplementado com sangue de ovelha (tanto para avaliação da contagem absoluta como relativa).

Para a cultura de lactobacilos na saliva, é utilizado o mesmo método, excepto que é utilizado ágar SL totalmente selectivo. A incubação é feita a $37C^{o}$ em ar enriquecido com CO_2 (jarro de extinção de velas/ar expirado) ou em jarro anaeróbico durante 2-4 dias como óptimo para os meios específicos utilizados.[12]

Larmas (1992) introduziu um método fácil de testar a susceptibilidade à cárie dentária na prática clínica normal. A técnica é muito simples. A lâmina é revestida com saliva. O volume de saliva restante na lâmina é relativamente constante e organismos simples crescem para formar colónias visíveis a olho nu e a densidade destas colónias é utilizada para avaliar o estado do paciente ou sujeito.

Estão disponíveis vários testes salivares por imersão para determinar várias causas de cárie, como

> Dentocult LB para lactobacilos (maus hábitos alimentares)

> Tela de caries / tiras mutans para S.mutans (Presença de infecção)

> Dento buff strip para capacidade tampão salivar

> Profluxo (para determinação da taxa de fluxo)

> Oricult (fluxo salivar reduzido/doente medicamente comprometido).20

<u>SALIVA NAS DOENÇAS PERIODONTAIS</u>

Dentro de minutos após uma profilose oral, as glicoproteínas salivares começam a adsorver-se nas superfícies dentárias formando um revestimento amorfo nos dentes chamado de **Película Adquirida.** As películas salivares formam-se não só nas superfícies dentárias mas também no epitélio da mucosa, aparelhos dentários, restauração e aparelhos ortodônticos e a interacção entre os componentes salivares nas películas e os microrganismos afectam a aderência microbiana inicial que é reconhecida como um passo primário da formação da placa bacteriana e da doença associada. Cistatinas, proteínas ricas em prolina ácida, a-amilase, IgA secretora e MG2 são as proteínas salivares comummente encontradas e nas películas formadas nos aparelhos ortodônticos e todos estes factores actuam como receptores da adesão bacteriana como o S.mutans e S.gordonii nos braquetes ortodônticos, aumentando a susceptibilidade à formação[6] de manchas brancas de esmalteS.sanguis e A.viscosus são os micróbios pioneiros que colonizam a superfície dentária aderindo às glicoproteínas salivares. Após a fase inicial de colonização, ocorre um crescimento bastante rápido pela colonização de estreptococos perpendiculares à superfície dentária seguida de Actinomyces e veillonella, subsequentemente por Nocordia filamentosa e Bacterionema. Estas invasões alteram o ambiente da placa, diminuindo o pH e a tensão de oxigénio, o que permite que organismos anaeróbios como os espiroquetas entrem na placa. Finalmente, a comunidade da placa supra-gengival atinge a maturidade. Os organismos que colonizam a placa nas primeiras 24 horas são geralmente bem tolerados pelo hospedeiro, mas a placa madura tem o potencial de causar tanto cárie dentária como gengivite, o que permite que os organismos entrem no ambiente sub-gengival se não forem tratados para causar periodontite. A composição química da película salivar é semelhante à saliva contendo proteínas ricas em prolina, mucinas, antigénios do grupo sanguíneo, imunoglobulinas, albumina, lisozima, amilase, fosfoproteínas contendo cisteína, IgA, lactoferrinas e estatherins. Proteínas ricas em proteínas, IgA salivares, lactoferrina, lisozima e amilase podem ligar-se especificamente às bactérias da placa e actuar como receptores para a fixação.[12]

A formação de placas envolve especificidade a vários níveis:

1. Colonizadores bacterianos iniciais (S.sanguis)

2. Receptores salivares (proteínas ricas em prol da linha)

3. Moléculas de superfície bacteriana (Adhesins)

4. Domínios funcionais tanto dos aderentes como dos receptores que interagem [12]

O aumento da capacidade de detectar quantidades mínimas de ADN usando uma reacção em cadeia da polimerase levou a um ensaio de base molecular usando saliva para detectar P.gingivalis. Este patogénio é raramente encontrado em amostras de saliva obtidas de crianças e adultos jovens periodontalmente saudáveis, mas é frequentemente identificado na saliva obtida de pacientes adultos com periodontite. Outros testes para detectar P.gingivalis descobriram que um dispositivo simples que recolhe fluido gengival pode até melhorar este ensaio de base molecular. Depois de utilizar este ensaio para detectar P.gingivalis associada à infecção, o médico pode ainda utilizá-lo para monitorizar e medir a melhoria e, eventualmente, a prevenção do processo[37] da doença As proteínas salivares podem também manter um equilíbrio ecológico entre as diversas bactérias que afectam a saúde oral e geral. Várias espécies de Streptococci orais ligam-se à a-amilase salivar imobilizada em superfícies hidroxiapatitas. Assim, a amilase, como receptor da adesão estreptococócica ao dente, contribui para a formação da placa dentária.

A saliva é um fluido que pode ser facilmente recolhido, conter marcadores de doença periodontal derivados localmente e sistemicamente e, portanto, pode oferecer a base para um teste de diagnóstico específico do paciente para a periodontite. A saliva contém certas proteínas de origem hospedeira (ou seja, enzimas, imunoglobulinas); marcadores fenotípicos, (queratinas epiteliais), células hospedeiras, hormonas (cortisol), bactérias e produtos bacterianos, compostos voláteis e iões (Mandel 1991).[43]

Enzimas:

As enzimas presentes na saliva podem ser produzidas por células nas glândulas salivares, microrganismos orais, leucócitos polimorfonucleares (PMNs), células epiteliais, e podem ser derivadas de GCF que entram na cavidade oral. Os estudos examinaram a actividade enzimática na saliva em relação ao estado periodontal e em resposta ao tratamento periodontal.

Num estudo realizado por Nakamura e Slots (1983), a actividade enzimática em saliva mista inteira e saliva parótida foi examinada em 10 indivíduos com um periodonto saudável, 10 pacientes adultos com periodontite (AP) e 4 pacientes com periodontite juvenil localizada (LJP/JP). A saliva completa misturada de doentes com PA demonstrou a maior actividade enzimática, enquanto a saliva completa misturada dos controlos saudáveis demonstrou a mais baixa. Não foram encontradas diferenças significativas na actividade enzimática entre os grupos de AP e LJP. Foram encontradas actividades enzimáticas mais elevadas nos doentes com PA em comparação com os controlos saudáveis para fosfatase alcalina, esterase, P-glucuronidase,

Paglucosidase, e outras aminopeptidases. A saliva de pacientes com LJP continha os níveis mais elevados de butirato esterase e cisteína amino peptidase. Os seus dados sugerem que os microrganismos orais contribuíram para o pool de enzimas na saliva. Zambon et al. (1985) avaliaram alterações nos níveis de enzimas em saliva mista inteira de pacientes com PA antes e depois do tratamento, o que incluiu descamação, aplainamento radicular (Sc/Rp) e terapia de tetraciclina. O tratamento resultou em níveis salivares reduzidos de caprilato, esteraselipase, leucina, valina e cisteína aminopeptidases, tripsina, P-galactosidase, Pglucuronidase e P-glucosidase. Além disso, uma diminuição nas proporções de bacteróides subgengivais pigmentados a preto e organismos móveis foi observada após o tratamento sugerindo que estes microrganismos são uma fonte potencial de enzima. Os autores propuseram que a eficácia do tratamento periodontal poderia ser monitorizada por alterações nos níveis de enzimas bacterianas específicas na saliva inteira. **Gregory et al (1992)** relataram que a saliva inteira de doentes com LJP tinha níveis significativamente mais elevados de enzimas degradantes da imunoglobulina do que a idade; o sexo e a raça correspondiam a controlos saudáveis. Os autores propuseram que a produção de tais enzimas por agentes patogénicos periodontais poderia proporcionar a estes organismos uma vantagem ecológica. **Nieminen et al (1993)** mediram a actividade enzimática na saliva inteira de 24 adultos com periodontite avançada e 25 indivíduos com um periodonto saudável. Os doentes receberam tratamento periodontal e foram avaliados longitudinalmente durante 20 meses. Após o tratamento, notou-se uma diminuição nos níveis de protease na saliva. Utilizando amostras de saliva colhidas antes do tratamento e após terapia não cirúrgica, a actividade da elastase salivar correlacionou-se significativamente com o número de bolsas profundas e a % de locais de hemorragia. Os autores declararam que a actividade da enzima na saliva total parece reflectir a gravidade da doença periodontal e que a elastase salivar tem potencial como medida adjuvante para avaliar a inflamação periodontal e a resposta ao tratamento periodontal.

Os níveis de gelatinase salivar em relação ao estado periodontal foram também avaliados por Makela et al(1994). Determinaram que as concentrações de MMP-9 (92 kDagelatinase) eram significativamente mais elevadas em saliva total de pacientes com periodontite em comparação com indivíduos saudáveis e que o tratamento periodontal convencional (Sc/Rp e cirurgia se necessário) reduz os níveis destas enzimas.

Num estudo de Jalil et al (1993), foram colhidas amostras de saliva inteira em repouso e estimulada de 94 crianças (com idades entre os 12-14 anos) e analisadas para concentrações de tiocianato, lisozima e lactoferrina em relação à acumulação de placa e gengivite. Foi observada uma relação inversa entre a concentração de tiocianato salivar tanto na saliva em repouso como na estimulada e a quantidade de placa e inflamação gengival. A concentração de lactoferrina na saliva estimulada estava directamente relacionada com a quantidade de placa e a gravidade da gengivite. A concentração de lisozima na saliva estimulada estava directamente relacionada com a quantidade de placa, e a lisozima livre estava directamente relacionada com a gravidade da gengivite.

Num estudo experimental da gengivite em 8 pacientes, Smith et al (1984) demonstraram um aumento da actividade da peroxidase com o início da inflamação, que diminuiu após o restabelecimento das medidas normais de higiene oral. Do mesmo modo, a actividade da peroxidase salivar na saliva total também foi medida num grupo de 10 pacientes com diabetes mellitus (tipo I) insulino-dependentes (IDDM) com inflamação gengival, e em 10 indivíduos saudáveis (Guven et al 1996). A actividade da peroxidase salivar foi mais elevada nos doentes com diabetes, e os autores sugeriram que a actividade da peroxidase salivar poderia servir de marcador para a inflamação gengival em doentes com IDDM. Além disso, foi encontrada uma maior actividade de MPO na saliva de pacientes com periodontite rapidamente progressiva (RPP) e pacientes com PA em comparação com os controlos (Over et al 1993). A maior actividade da MPO foi encontrada no grupo RPP, sugerindo uma relação entre a actividade da MPO e a gravidade da ruptura periodontal. O aumento da actividade da MPO foi atribuído ao aumento da infiltração e desgranulação dos PMNs.[43]

Imunoglobulinas

sIgA constitui o principal mecanismo específico de defesa imunitária na saliva e talvez importante na manutenção da homeostase na cavidade oral. sIgA pode controlar a microbiota oral reduzindo a aderência das células bacterianas à mucosa oral e aos dentes.[43]

Imunoglobulinas isotipo na saliva

Uma vez que a sIgA é activamente secretada pelas glândulas salivares, estudos têm tentado determinar se existe uma relação entre os níveis salivares de sIgA e o estado periodontal. Guven et al (1982) relataram que, em comparação com os controlos saudáveis, estavam presentes níveis mais elevados de IgA na saliva total recolhida em doentes com gengivite e periodontite. Havia uma correlação positiva entre a gravidade da inflamação e a concentração de IgA. Sandholm et al (1984) avaliaram a salivar IgA, IgG, e IgM na saliva total de 21 doentes com JP, 27 irmãos saudáveis e 17 anos de idade, em comparação com os controlos saudáveis. Os níveis de IgA salivar, IgG, e IgM foram mais elevados nos pacientes com JP em comparação com os irmãos e controlos saudáveis. Em contraste, Bokor (1997) relatou que a concentração de IgA na saliva mista não estimulada era menor em indivíduos com inflamação mais gengival. Hagewald et al

(2002) demonstraram uma concentração significativamente mais baixa de IgA e IgA total salivar subclasse1 e níveis em doentes com grupo agressivo de periodontite, tanto em repouso como em saliva estimulada. Mas houve um aumento de IgA reactiva às bactérias, explicando a possível activação do sistema imunitário humoral reactivo às bactérias na saliva. A diminuição do total de IgA reflecte uma diminuição da regulação do sistema imunitário humoral e os níveis alterados de IgA podem ser úteis para identificar sujeitos de alto risco.[44]

As alterações na concentração de imunoglobulinas na saliva após o tratamento foram examinadas por Reiff (1984). Os níveis salivares (e séricos) de IgG e IgA foram determinados em doentes adultos saudáveis e doentes com doença periodontal antes e depois da terapia periodontal inicial. Foi observada uma diminuição dos níveis salivares tanto de IgA como de IgG após tratamento. A redução em IgG e IgA foi mais consistente nos doentes com periodontite menos grave. Para estes doentes, os níveis de imunoglobulina na saliva provaram ser um melhor indicador da resposta local do que o título de soro.

Verificou-se que os níveis salivares de IgG e IgA eram mais elevados num grupo de 50 doentes NIDDM com periodontite, em comparação com a periodontite, em comparação com 50 doentes não diabéticos com periodontite, e 50 doentes com idades e sexos com controlos saudáveis correspondentes. Os autores propuseram que a resposta imunitária alterada observada em pacientes com diabetes pode ser devida a um maior desafio antigénico nos pacientes diabéticos (Anil et al 1995).[43]

Imunoglobulinas específicas na saliva:

As imunoglobulinas específicas na saliva dirigidas a patogéneos periodontais também foram examinadas quanto ao seu potencial diagnóstico. Sandholm et al (1987)medem os anticorpos salivares específicos para
actinobacillusactinomycetemcomitans Y4 em doentes com JP e AP e em controlos saudáveis. Em comparação com a concentração observada em indivíduos com um periodonto saudável, foi encontrada uma concentração significativamente aumentada de IgG salivar em 34% dos pacientes com AP moderada e em 57% dos pacientes com AP grave. O nível de anticorpo IgG salivar para A. actinomycetemcomitans foi significativamente elevado em 55% dos doentes com

JP não tratados e em 28% dos pacientes tratados. Num estudo de Schenk et al (1993), os níveis de IgA salivares contra bactérias orais foram medidos num protocolo experimental de gengivite. Em comparação com os doentes com uma pontuação elevada de sangramento, os doentes com um baixo número médio de unidades gengivais sangrentas demonstraram níveis significativamente mais elevados de anticorpos IgA salivares reactivos com

estreptococcusmutans, A.Actinomycetemcomitans, e
Eubacteriumsaburreum. Os autores declararam que níveis elevados de IgA salivares dirigidos contra bactérias na placa dentária poderiam proteger contra o desenvolvimento da gengivite. Nieminen et al (1993)relataram que a concentração de anticorpos IgG e IgA específicos para A.actinomycetemcomitans na saliva de doentes com periodontite avançada correlacionada significativamente com os correspondentes títulos de anticorpos no soro desses doentes. Concluiu-se que, para doentes com PA grave, as amostras de saliva podiam ser utilizadas no diagnóstico para avaliar a resposta de anticorpos séricos a A.actinymycetemcomitans.[43]

Outras proteínas:

Vários estudos examinaram a correlação entre as proteínas não enzimáticas não imunoglobulinas na saliva e na doença periodontal. Foram estudados níveis de factor activador plaquetário (PAF), um potente mediador fosfolipídico da inflamação, em saliva inteira recolhida de 69 indivíduos.

Garito et al (1995) avaliaram a relação entre os níveis de factor de activação plaquetário salivar (PAF) e a gravidade da inflamação periodontal de 69 sujeitos não tratados e observaram uma relação significativa com o aumento progressivo dos níveis de PAF na saliva dos doentes saudáveis para os mais graves da doença periodontal, colocando a hipótese da participação da PAF pró-inflamatória na patogénese da lesão do tecido periodontal.[45] Foi observada uma correlação positiva significativa entre o nível de PAF na saliva e as medidas de inflamação periodontal, ou seja, a % de locais com profundidades de sondagem superiores a 4 mm, o número de locais de hemorragia, e o número de PMNs histologicamente identificados na saliva. Num estudo de Hormia et al (1993), foram observadas taxas mais elevadas de secreção EGF na saliva não estimulada e estimulada em 17 doentes com JP, em comparação com a idade saudável e os controlos de acordo com o sexo.[43]

Iões Salivares:

Sewon et al (1995) examinaram diferenças nos níveis de cálcio salivares num grupo de 20 pacientes com periodontite em comparação com um grupo de 15 indivíduos com periodontite saudável. Foi detectada uma maior concentração de Cálcio em toda a saliva estimulada dos pacientes com periodontite. Os autores concluíram que uma concentração elevada de Cálcio na saliva era característica dos pacientes com periodontite. No entanto, a importância da concentração de Cálcio na saliva em relação à progressão da doença periodontal não está definida. Considerando a distribuição do Cálcio, este íon parece ter apenas uma promessa limitada como marcador para a doença periodontal.

Cortisol:

Estudos recentes sugeriram que o stress emocional é um factor de risco para a periodontite. Foram detectados níveis mais elevados de cortisol salivar em indivíduos com periodontite grave, um elevado nível de tensão financeira, e uma elevada concentração emocional, em comparação com pacientes com pouca ou nenhuma doença periodontal, baixa tensão financeira, e baixos níveis de concentração emocional (Genco et al 1998). Num estudo realizado por De Jong et al (1986), foram cultivados microorganismos de placa supra-gengival em ágar salivar. Quando a placa supra-gengival era colocada em placas de saliva e ágar sangue, a composição da microflora isolada das placas era semelhante. Os autores concluíram que a microflora supra-gengival podia utilizar a saliva como uma fonte nutritiva completa. Asikainen et al (1991) compararam a recuperação de A. actinomycetemcomitans de sítios sub gengivais, o dorso da língua e a saliva. Quando A.actinomycetemcomitans foi recuperado de sítios sub gengivais, também foi encontrado em 69,9% e 35,9% das amostras de saliva estimulada e não estimulada, respectivamente. A detecção de A. actinomycetemcomitans de saliva de indivíduos com periodonto saudável ou doente foi igualmente eficaz. Os autores declararam que a recuperação destes microrganismos da saliva estimulada pode fornecer um método de amostragem não invasivo, barato e simples para a detecção desta espécie bacteriana. Umeda et al (1998)examinaram a presença de bactérias periodontopáticas na saliva inteira em relação à ocorrência dos microrganismos na placa subgengival. Utilizando a reacção em cadeia da polimerase, foi encontrado um acordo justo entre a presença de P.gingivalis, Prevotellaintermedia e T.denticola na saliva inteira e em amostras de bolsas periodontais. Estes 3 microorganismos, para além de Prevotellanigrescens, foram detectados mais frequentemente na saliva do que nas amostras subgengivais. Utilizando amostras de bolsas periodontais como referência, a detecção bacteriana na saliva inteira teve uma sensibilidade de 42,6% para A.actinomycetemcomitans, 68,4% para bacteroidesforsythus, 97,8% para P.gingivalis e 88,7% para P.intermedia. A especificidade da detecção bacteriana destes microrganismos na saliva foi de 88,5%, 71,2%, 77,9% e 77,1% respectivamente. Os autores declararam que a detecção precisa de A.actinomycetemcomitans e B.forsythus na cavidade oral requer a análise tanto de amostras de saliva inteira como de amostras de bolsa periodontal.

Dada a natureza complexa da doença periodontal, é improvável que um único marcador seja simultaneamente sensível e específico. Uma combinação de dois ou mais marcadores pode fornecer uma avaliação mais precisa do doente periodontal. Devido ao método simples e não invasivo de recolha, os testes de diagnóstico salivares parecem ser promissores para o futuro. Além disso, um teste de diagnóstico salivar pode ajudar no rastreio de uma grande população e, nesse contexto, os testes que demonstrem ou alta sensibilidade ou alta especificidade podem revelar-se valiosos, ou seja, excluindo pacientes saudáveis e encaminhando pacientes em risco acrescido para uma avaliação periodontal completa.

A análise GCF pode oferecer informações que são específicas do local, mas a recolha e análise de amostras requer tempo e esforço consideráveis. Embora a doença periodontal possa ser específica do local, está demonstrado que uma pequena percentagem de doentes demonstra a maioria dos locais activos (Hirschfeld& Wasserman 1978, Haffajee et al 1991). Por conseguinte, é provável que para estes doentes de risco, um marcador de GCF que foi encontrado para identificar a ruptura periodontal seja significativamente elevado na saliva, e possa constituir a base de um teste de diagnóstico salivar para a doença periodontal. Este teste seria específico do paciente e não do local, e poderia ser útil na avaliação dos pacientes na fase de manutenção dos cuidados.

SALIVA NA CÁRIE DENTÁRIA

A saliva é importante para a saúde oral tanto de tecidos moles como duros. Influencia a estrutura dentária ao afectar o processo de cárie. Os componentes individuais da saliva estão de alguma forma relacionados com a cárie dentária.

Quatro importantes funções protectoras da saliva são (1) capacidade tampão, (2) um efeito de limpeza, (3) acção antibacteriana, e (4) manutenção de uma saliva supersaturada em fosfato de cálcio. Vários constituintes salivares sub servem uma ou mais destas funções. Portanto, o fluido salivar tem de ser considerado na sua totalidade, para que os seus efeitos sobre os dentes sejam plenamente contabilizados. A saliva é maior do que a soma das suas partes. Uma razão para isto é que os componentes salivares exibem redundância de função, cada um tendo frequentemente mais do que uma função.

Saliva como fluido amortecedor:

A importância da saliva como tampão depende em grande parte da sua capacidade de controlar as reduções do pH resultantes da acção bacteriana em substratos metabólicos encontrados na placa dentária. A saliva tem uma actividade tamponante significativa, e esta actividade tamponante varia de paciente para paciente. Os pacientes com baixa ou nenhuma actividade cárie têm um pH salivar em repouso de cerca de 7 e aqueles com actividade cárie extrema têm cerca de 5,5 e os valores de pH entre esses dois extremos são relatados para aqueles com actividade cárie menos severa. Um dos principais determinantes do pH salivar é a sua capacidade de amortecimento. O bicarbonato é o principal tampão na saliva, e a sua concentração na saliva aumenta à medida que o fluxo salivar controla a integridade da superfície dentária. Quanto maior for a acidez, maior é a probabilidade de ocorrer uma desmineralização da superfície dentária. Uma redução no fluxo salivar leva a uma redução correspondente na capacidade tampão com importantes implicações no pH da placa dentária e na susceptibilidade à cárie. Outros tampões presentes na saliva incluem a ureia que é metabolizada pela urease da placa dentária, resultando na libertação de amoníaco e num aumento do pH da placa dentária.

Outras fontes tampão incluem proteínas que podem gerar substâncias alcalinas. Uma dessas classes de proteínas é o grupo proteico rico em arginina, que no metabolismo gera, entre outros produtos, arginina e amoníaco. É provável que o fosfato seja importante como tampão apenas a taxas de fluxo não estimuladas. Mais importante do que medir o pH da saliva não estimulada é a alteração do pH da saliva ou da placa ao longo do tempo, como resultado do desafio ácido. A capacidade de um desafio de glicose para alterar o pH da placa e o pH da saliva varia quando se comparam indivíduos com elevado risco de cárie com os de baixo risco de cárie. A ligação à cárie foi demonstrada para o pH da placa, bem como para o pH da saliva.

Para além da capacidade da saliva de actuar como veículo de lavagem e de proporcionar amortecimento do ácido na superfície do dente, foi demonstrado que os componentes individuais da saliva têm efeitos quer na actividade bacteriana quer na desmineralização e remineralização das estruturas dentárias. Algumas substâncias salivares têm efeitos bactericidas ou bacteriostáticos directos. Outras podem causar a agregação de bactérias orais, resultando numa maior depuração das bactérias orais. Outras ainda afectam mais directamente as propriedades físicas da saliva e do dente.

Lactoferrina :

Foi demonstrado que a lactoferrina tem actividade antimicrobiana. Os organismos mais susceptíveis são bactérias aeróbias e anaeróbias facultativas. Além disso, a lactoferrina tem uma actividade antimicrobiana que é independente da sua capacidade de ligar o ferro. O crescimento de Streptococcus mutans é sensível à lactoferrina, e a inibição parece ser independente do ferro. Embora a proteína tenha actividade antimicrobiana directa, não se demonstrou estar directamente correlacionada com uma diminuição da incidência de cáries, sugerindo que a contribuição da saliva para a protecção contra as cáries é mais um reflexo da contribuição total dos componentes salivares do que estar estatisticamente ligada à alteração de um determinado componente salivar.

Lisozima:

A lisozima é uma proteína enzimática que tem efeitos antimicrobianos directos. Tem uma carga positiva e liga-se a ânions salivares de vários tipos, incluindo bicarbonato, flúor, iodeto e nitrato.

Quando combinado com estes ânions, o complexo liga-se à parede celular das bactérias e desestabiliza a parede, catalisando a hidrólise das ligações glicosídicas no componente polissacárido da parede e permitindo a autólise. O efeito antimicrobiano demonstrou ser exercido contra os estreptococos mutantes. A enzima também parece alterar o metabolismo intermediário da glicose em bactérias sensíveis e, em alguns casos, causar agregação talvez contribuindo para a eliminação de bactérias da cavidade oral. A sua capacidade de se ligar à hidroxiapatite sugere um papel antimicrobiano na superfície do dente.

Peroxidase:

A peroxidase salivar é um tipo de peroxidase contendo heme e utiliza tiocianato e peróxido de hidrogénio produzidos por bactérias orais ou presentes em secreções glandulares, para catalisar a formação de hipotiocianato e possivelmente ácido cianossulfuroso. O hipotiocianato oxida grupos sulfidílicos de bactérias orais, resultando na inibição do metabolismo da glucose. A presença de peróxido de hidrogénio e tiocianato na saliva glandular pura indica que as principais glândulas salivares libertam substratos para a reacção, no entanto, as bactérias orais também produzem peróxido de hidrogénio biperoxidase.

O peróxido de hidrogénio é mais tóxico do que o hipotiocianato tanto para as bactérias orais como para a mucosa oral. A peroxidase protege assim a cavidade oral (e as bactérias orais) dos fortes efeitos oxidantes do peróxido. Foi também demonstrado que o peróxido de hidrogénio oxida os resíduos de ácido siálico nas glicoproteínas salivares, com a consequente perda da capacidade de agregação bacteriana. As bactérias orais variam na sua sensibilidade ao hipotiocianato, sendo a S.mutans uma das mais sensíveis. A glicólise é inibida a baixas concentrações de hipotiocianato nesta bactéria, dando a este produto de reacção uma toxicidade selectiva na cavidade oral.

Foi demonstrado que a lisozima e a peroxidase inibem a aderência de pelo menos uma estirpe de S.mutans à hidroxiapatite revestida com saliva. A presença de peroxidase, lactoferrina e lisozima na placa dentária parece estar relacionada com uma alteração na composição das bactérias orais presentes nessa placa.

IgA salivar:

Foi também demonstrado que a IgA salivar inibe a aderência bacteriana ao esmalte dentário, dependendo da estirpe de bactérias analisada. A sua presença na película salivar indica que está intimamente relacionada com a superfície do dente. A capacidade de secretar o IgA para inibir a aderência parece estar relacionada com a sua capacidade de se ligar às aderências superficiais das bactérias, bem como de neutralizar a sua carga superficial negativa. Foi demonstrado que o IgA se liga a estreptococos mutans facilitando a agregação e remoção bacteriana da cavidade oral. As moléculas secretas de IgA são anticorpos multivalentes e podem prevenir o efeito adverso das toxinas bacterianas e enzimas.

a-Amilase:

a-Amilase promove a aderência de estreptococos orais à hidroxilpatite. A sua capacidade de se ligar à superfície do dente como componente da placa bacteriana e de metabolizar polissacáridos maiores em glucose e maltose indica que pode fornecer substrato para bactérias cariogénicas. Além disso, sabe-se que os estreptococos mutans possuem uma glucosiltransferase localizada na sua superfície externa que pode utilizar maltose e maltodextrinas produzidas por a-amilase para gerar outros polissacáridos conhecidos como glucanos. Os glucanos promovem a aderência de estreptococos e outras bactérias à superfície dentária.

Statherin:

A estatherina é um peptídeo ácido que contém níveis relativamente elevados de prolina, tirosina e fosfoserina. Os resíduos carregados negativamente fornecem locais de ligação à hidroxiapatita e ocorrem na região N-terminal da molécula. A estatherina inibe a precipitação espontânea de sais de fosfato de cálcio da saliva supersaturada e impede o crescimento de cristais. Ao fazê-lo, favorece a desmineralização da superfície dentária sem a formação de depósitos minerais disfuncionais na superfície dentária. É capaz de funcionar com outras proteínas salivares para proteger a superfície dentária da desmineralização. A estatherina serve também como lubrificante da superfície dentária, protegendo-a do desgaste de várias forças físicas.

Histatins:

As histatinas são um grupo de proteínas ricas em histidina que são outro produto de células acinares que afecta a integridade da superfície dentária. Têm a capacidade de se ligar à hidroxiapatita e impedir a precipitação de fosfato de cálcio da saliva supersaturada e inibir o crescimento dos cristais, aumentando assim a estabilidade da hidroxiapatita presente na superfície dentária.

Proline - Proteínas ricas:

As proteínas ricas em prol da linha contribuem significativamente para a protecção da superfície do esmalte através da ligação com alta afinidade à hidroxiapatita. As proteínas ácidas ricas em prolina ligam-se firmemente à hidroxiapatita, impedindo a precipitação do fosfato de cálcio da saliva supersaturada, protegendo assim a superfície do esmalte e prevenindo a desmineralização. As proteínas ricas em prolinas ligam-se também a bactérias orais, incluindo estreptococos mutans.

Devido à ligação tanto às bactérias como à superfície do dente, as proteínas ricas em prolina parecem ter uma influência importante na composição bacteriana da película do esmalte. As proteínas ácidas ricas em prolina, por exemplo, promovem a ligação da actinomicesviscosus à hidroxiapatita. A capacidade das proteínas ricas em prolina de causar a aderência de certas bactérias à superfície dentária parece ser maior na maioria dos casos do que a sua capacidade de aumentar a agregação e a eliminação de bactérias orais da cavidade oral. O efeito líquido na estrutura dentária das interacções bacterianas não é conhecido. Se as proteínas ricas em prolina protegem a superfície do esmalte, o efeito parece dever-se à sua capacidade de proteger a superfície dentária da desmineralização e de promover a reparação da superfície dentária através da supersaturação da saliva em fosfato de cálcio. O seu efeito relativo na superfície dentária em resultado da sua ligação a bactérias não está bem definido.

Cistatinas:

As cistatinas são um grupo de inibidores de protease enriquecidos com cisteína com uma massa média de cerca de 15 kD. Inibem a precipitação de fosfato de cálcio e protegem a superfície dentária promovendo a supersaturação da saliva com cálcio e fosfato.

Mucins:

MG1 adsorve-se firmemente à superfície do dente. Tem um papel primordial de contribuir para a película de esmalte, protegendo assim a superfície do dente de ataques químicos e físicos, incluindo desafios ácidos.

MG2 por agregação promove a eliminação de bactérias orais, incluindo estreptococos mutantes da cavidade oral. A capacidade de causar agregação tem sido relatada como estando directamente relacionada com a promoção da resistência à cárie. A actividade agregadora parece residir na porção de carboidratos do MG2.

A capacidade da saliva de fornecer flúor à superfície do dente faz com que o flúor salivar seja constantemente um jogador importante na protecção da cárie, promovendo em grande parte a remineralização e reduzindo a desmineralização.

Os números salivares de mais de 10 ^{6}UFC/ml de estreptococos mutantes e as percentagens de placas de mais de alguns por cento do total da flora recuperável foram considerados como indicando um elevado risco de cárie. A contagem salivar de lactobacilos $>10^5$ unidades formadoras de colónias/ml está estatisticamente associada a cáries coronais e radiculares. Os lactobacilos promovem à medida que o consumo total de hidratos de carbono aumenta. Aderem às células epiteliais da língua preguiçosa que flutuam na saliva, reduzindo assim o pH salivar e favorecendo a sobrevivência da flora oral ácida, principalmente Lactobacilos e Estreptococos. Os níveis salivares de S.mutans e lactobacilos variam muito antes e depois da primeira refeição do dia e antes e depois da escovagem dos dentes. Tudo isto pode resultar em dados espúrios obtidos a partir de amostras salivares.[12]

Dawes C & Macpherson LMD (1993)sugeriu que as cáries tenderão a ocorrer prontamente nas áreas da boca expostas a concentrações relativamente elevadas de hidratos de carbono fermentáveis e a uma baixa velocidade de película salivar, como a superfície facial dos molares inferiores, enquanto que a deposição de cálculos tenderá a ocorrer quando a placa for exposta a baixas concentrações de hidratos de carbono, mais ureia e particularmente a uma elevada velocidade de película salivar como a superfície facial dos molares maxilares e que a saliva não é bem misturada na boca, mesmo em condições estimuladas mas proporciona uma série de ambientes fluidos distintos, alguns com potencial cariogénico e outros com potencial calculogénico para placa em locais[40] diferentes.

Harald et al (2003) realizaram uma experiência para estudar os factores microbiológicos na saliva inteira que contribuem para a formação de cáries dentárias em populações minoritárias (asiáticos, negros, brancos e Hi spanice). A unidade de formação de colónias de bactérias totais cultiváveis da saliva era mais em negros femininos e mais baixa em asiáticos, sem diferenças significativas entre os subgrupos masculinos. A UFC de estreptococos era mais baixa no grupo asiático e mais alta no grupo feminino negro. Fumadores e não fumadores abrigavam aproximadamente a mesma UFC média de bactérias totais cultiváveis /ml de saliva. A UFC média de Streptococcus/ml de saliva era inferior em não fumadores do que em fumadores. Mas a UFC média de Lactobacilos era mais elevada nos não fumadores. Não foram encontradas relações estatísticas significativas em microorganismos de placas estudadas de fumadores e não fumadores porque apenas foi examinada a microflora Gram +ve.[41]

SALIVA EM INFECÇÕES ORAIS

Com técnicas novas e muito sensíveis, os baixos níveis de anticorpos em fluidos orais em relação ao soro não é uma limitação, e a segurança, facilidade e baixo custo de recolha são grandes benefícios em estudos em larga escala. A sensibilidade das tecnologias actualmente disponíveis aumentou acentuadamente para onde a lambida da saliva ou outras formas de salivação "trickle down" pode ser utilizada para monitorizar numerosas doenças e preocupações clínicas. Os dentistas podem ansiar por uma nova era em que o fluido oral possa ser visto como um amigo valioso e não como um inimigo, e os testes no consultório dentário tornar-se-ão um lugar comum.[37]

Exemplos de determinantes de base molecular utilizados no diagnóstico de fluidos de saliva.[37]

A. Detecção de vírus utilizando anticorpos (imunoglobulinasIgM, IgG e IgA) específicos para um antigénio viral.

- Hepatite A & Hepatite B
- HIV - 1 & HIV - 2
- Sarampo
- Caxumba
- Rubella

B. Detecção de determinantes antigénicos micróbios específicos

- Neuraminidase (enzima associada à gripe A e B)
- N-acetilglucosamina (molécula associada ao estreptococo A)
- Hormona salivar estradiol (Indicador de trabalho de parto prematuro)
- CA-15; factor de crescimento epidérmico, receptor; catepsina-D; e Waf1 (proposto biomarcadores do cancro da mama).
- Antígeno de fibrose cística ligante ao zinco (biomarcador de fibrose cística proposto)
- Autoanticorpo de ácido glutâmico descarboxilase (Biomarcador preditivo proposto para a diabetes tipo I)

C. Detecção de organismos bacterianos na saliva

- Lactobacillus acidophilus (associado à cárie dentária)
- Streptococcus mutans (associado à cárie dentária)
- Porphyromonasgingivalis (associado à doença periodontal)

<u>**Saliva em Infecções Virais:**</u>

A monitorização das cargas de VIH através de testes de saliva, como complemento aos testes de sangue, ajuda a identificar níveis elevados de VIH na cavidade oral que possam colocar o doente em risco de transmitir o vírus oralmente. Anticorpos específicos do VIH, factores de defesa salivares antimicrobianos não específicos e o recentemente descoberto inibidor secreto de leucócitos protease foram encontrados na inibição do VIH de células invasoras, e estes componentes podem explicar como a saliva pode proteger contra o contágio oral com o VIH. A transmissão oral do VIH através de fluido seminal infectado ou leite depositado directamente na cavidade oral pode resultar da diluição da saliva hipotónica (que tem baixo teor de sal) com o sémen ou colostro infectado, cada um dos quais com um teor de sal mais elevado. In vivo, os glóbulos brancos infectados no leite ou no soro incham e rebentam quando expostos a fluidos de menor salinidade (como a saliva); contudo, quando estes fluidos são introduzidos directamente na boca, a inibição salivar protectora da produção de HIV pelos leucócitos infectados é ultrapassada. Assim, os níveis de proteína e sal na saliva servem como importantes biomarcadores da capacidade do corpo de combater a infecção. Ao monitorizar estes níveis, os clínicos e, com o advento dos testes em casa, os próprios doentes podem tomar as medidas apropriadas para combater este tipo de infecção viral.[48]

- O HIV-I pode ser recuperado da cavidade oral, mas não foi demonstrado que a secreção salivar transmita o vírus.

- A saliva glandular inibe a infecciosidade do VIH-I porque os vírus são pouco frequentemente isolados da saliva glandular e há falta de transmissão da doença através da saliva clinicamente.

- O HIV-I está presente em toda a saliva mas não foi isolado em puras secreções glandulares salivares.

- Os tecidos salivares de pessoas infectadas pelo VIH não conseguiram demonstrar o vírus dentro das células epiteliais salivares pela técnica ISH/IHC.

- As aulas secretas de IgA e IgG para HIV-I são normalmente encontradas na saliva.[49]

- A diminuição do caudal é mais pronunciada nos estímulos submandibulares ou sublingualecreções.

Um estudo de seguimento de 2 anos realizado por Lisa Mellanen et al (2001) utilizando saliva estimulada integral em 56 doentes infectados com VIH revelou um aumento significativo das concentrações de albumina salivar, proteína total IgA, IgG, e IgM quando comparadas com os controlos seronegativos saudáveis. Sugeriram que pode ser, pelo menos parcialmente, devido a um comprometimento da integridade da mucosa.[50]

Shugars Diane Cet al (2000) demonstrou níveis de RNA salivares comparáveis estatisticamente significativos como níveis de soro, promovendo assim o título salivar como um indicador útil da carga viral sistémica. Assim, também foi observado um aumento do título salivar quando uma condição inflamatória como a doença periodontal relacionada com o VIH está presente.[51]

Rastreio de anticorpos antivirais e antigénios virais:

A proliferação de novas tecnologias e a sua aplicação ao rastreio em larga escala da presença de anticorpos anti-HIV não só estimulou a investigação sobre a utilização da saliva para este fim específico, mas também em toda a área do diagnóstico e rastreio viral. De facto, com a utilização do radioensaio de captura de Ig (GACRIA) o baixo nível de anticorpos IgA, IgG e IgM na saliva total (em relação ao soro) não é uma limitação, uma vez que "a proporção de imunoglobulina específica a total é semelhante na saliva e soro de cada indivíduo e os sinais dos ensaios de captura nos dois tipos de amostra são muito semelhantes e quase independentes da concentração de imunoglobulina". Parry et al demonstraram a aplicação deste método para a monitorização salivar da infecção por hepatite A e B e também por rubéola. Isto poderia ser aplicado ao vírus da papeira, citomegalovírus e provavelmente vários outros, bem como em seres humanos. Com a técnica de captura de anticorpos, o rastreio salivar poderia ser utilizado para medir a resposta a qualquer infecção bacteriana, seja ela IgG, IgM ou IgA.[52]

Os testes à base de saliva para anticorpos contra o VIH são o ensaio mais popular e amplamente utilizado. Estão disponíveis vários kits para este fim, tais como

> Ora sure oral specimen collection System (Epitopicinc).[39]
> Omni sal, sistemas de diagnóstico de saliva, Inc.[38]
> OrascreenTM HIV rapid test, diagnóstico Beacon.[38]

Recolhem saliva por absorventes e estimam os níveis de IgA salivar. Os anticorpos salivares alegadamente permanecem estáveis durante 1 mês à temperatura ambiente. Utilizando estes dispositivos, é possível alcançar 100% de especificidade e sensibilidade nos resultados.[65] Os testes estão agora a encontrar a sua utilização em estudos diagnósticos e epidemiológicos de vírus do herpes, vírus da hepatite B, EBvirus, infecção por Entemoebahistolytica.

HHV-6 &HHV-7 são adquiridos quase universalmente até aos 2-3 anos de idade e o derrame de vírus salivares parece começar dentro de dias após a infecção primária e persiste na maioria dos indivíduos. Portanto, a detecção do vírus na saliva é um meio não invasivo de reconhecimento de infecções por HIV-6 & 7. Danielle M Zerr et al (2000) desenvolveram um método prático de recolha e quantificação do ADN da saliva para facilitar os estudos da epidemiologia e da história natural do HHV 6 & 7 em bebés. Utilizaram tiras de Sno, que são tiras de 60 x 6mm; concebidas para quantificar o fluxo do rasgão e são necessários aproximadamente 12,5pl de líquido para saturar o papel de filtro. Recolheram saliva de 33 indivíduos saudáveis utilizando tiras de Sno, colocando-as na boca até que as extremidades distais estivessem saturadas e também por expectoração num copo esterilizado. O ADN HHV-6 & 7 foi extraído por PCR. O método de recolha de saliva com tiras de sno foi 90% sensível e específico para o estudo da disseminação do ADN HHV-6 & HHV-7 mesmo após secagem prolongada da amostra, quando comparado com o método tradicional de recolha e doseamento da saliva.[53]

O ensaio de imunodeficiência de captura de IgA, IgG e IgM por rádio (GACRIA) também pode ser utilizado no diagnóstico e rastreio viral. Parry et al (1990) demonstraram que a aplicação deste método para a monitorização salivar da infecção por hepatite A e B é também rubéola.[52]

Lamey PJ et al (1996) realizaram experiências para demonstrar anticorpos anti HIV na saliva e também avaliaram o papel dos componentes da saliva, metodologias de teste e sistemas de recolha. Recolheram 5 componentes de saliva, saliva mista, saliva parótida, saliva sub-mandibular, fluido crevicular, secreções labiais menores e amostras de saliva de 63 doentes seropositivos de anticorpos HIV conhecidos para o HIV-1. Verificaram que GACELISA (IgGAb-capture ELISA) é o teste mais sensível para a detecção de anticorpos HIV em qualquer componente da saliva e superior aos ensaios convencionais utilizados e realizados melhor em saliva inteira recolhida através de saliva e menos eficaz em saliva parótida. A saliva mista continha o máximo total de IgG e a saliva parotídea o menos eficaz.[54]

Valimaa et al (2002) observaram um aumento significativo dos níveis séricos e salivares de anti-HSV IgG do que de anticorpos anti-HSV IgA em doentes com HSV assintomáticos seropositivos, mas os níveis foram mais elevados em doentes com herpes labial recorrente. Também descobriram que a saliva submandibular e sublingual possuía maior actividade neutralizadora do HSV com um papel sinérgico desempenhado pela lactoferrina e pelo hipotiocianato (tal como houve e aumentou nos seus níveis em indivíduos assintomáticos). A lactoferrina pode interferir com os primeiros passos da infecção in vitro por HSV ligando-se ao receptor de ligação do HSV (sulfato de heparan) e bloqueando assim a ligação viral à mucosa oral e o hipotiocianato pode oxidar e inactivar os vírus envelopados. Assim, a saliva com a acção de anticorpos IgG anti HSV juntamente com lactoferrina e hipotiocianato pode

a) Neutralizar o HSV e contribuir para o controlo do herpes labial recorrente
b) Prevenir a transmissão do vírus a indivíduos não imunes.
c) Explicar a baixa frequência de transmissão do HSV através de secreções orais.[55]

Saliva em Infecções Bacterianas:

A saliva pode ajudar a medir os anticorpos aos antigénios bacterianos para a base do diagnóstico rápido da tosse convulsa e da infecção[54,127] por Helicobacter pylori. A periodontite e a cárie dentária são doenças infecciosas, mas as causas do e xact e a sua importância relativa continua a ser uma questão de investigação. A procura de factores etiológicos está intimamente ligada à questão de como evitar doenças dentárias. O ponto de vista consensual da comunidade científica é que as bactérias específicas causam tanto a periodontite como a cárie dentária. Este entendimento levou à procura de métodos microbiológicos para diagnosticar, prevenir e tratar as infecções dentárias.

Bactérias cariogénicas - As principais bactérias cariogénicas são estreptococos mutans em cárie dentária incipiente e lactobacilos em lesões de cárie avançadas, talvez em combinação com outras bactérias do biofilme dentário. Após ajustamento para a idade e etnia, verificou-se que crianças de 6 a 36 meses com altos níveis de Streptococcus mutan tinham cinco vezes mais probabilidades de ter cárie dentária do que crianças com baixos níveis da bactéria. A transferência intrafamiliar de S. mutans foi a primeira vez que se verificou na década de 1980. A transmissão de bactérias cariogénicas da mãe para a criança pequena é particularmente comum, embora os organismos também possam ser adquiridos de um cônjuge ou de fora da família. Estudos mais recentes encontraram um perfil semelhante de bactérias cariogénicas em crianças pequenas e seus cuidadores (186), e estudos de tipagem molecular forneceram provas adicionais de uma transmissão de estreptococos de mutans da mãe para o filho. Os gémeos sem cárie têm uma microflora oral mais semelhante do que os gémeos que são cariogénicos, e os factores hereditários parecem influenciar a colonização de espécies bacterianas orais que protegem contra a cárie dentária.

Periodontopathicmicrobiota - A periodontopathicmicrobiota foi estudada com o objectivo de desenvolver testes e tratamentos de diagnóstico mais eficazesUmeda et al. (193) compararam a presença de seis espécies de bactérias periodontopáticas na saliva inteira e placa subgengival de 202 sujeitos. Cada sujeito do estudo contribuiu com uma amostra de saliva inteira e uma amostra de ponto de papel reunida a partir da bolsa periodontal mais profunda em cada quadrante da dentição, e as bactérias de teste foram identificadas utilizando um ensaio de PCR baseado em 16S ribosomal RNA. Foi encontrada uma relação estatística entre a presença dePorphyromonasgingivalis   , Prevotellaintermedia, Prevotellanigrescens e Treponemadenticola em saliva inteira e em bolsas periodontais, e em caso de desacordo, os organismos estavam mais frequentemente presentes em saliva inteira do que em bolsas periodontais (P < 0,01), A presença oral de Aggregatibacteractinomycetemcomitans e Tannerellaforsythia não foi detectada de forma fiável através da amostragem quer de saliva inteira quer de bolsas periodontais.

Em conjunto, uma amostra de saliva inteira parece ser superior a uma amostra de bolsa periodontal reunida para detectar P. gingivalis oral, P. intermedia, P. nigrescens e T. denticola, mas podem ser necessárias amostras tanto de saliva inteira como de bolsas periodontais para detectar A. actinomycetemcomitans oral e T. forsythia com uma precisão razoavelmente boa.

Bactérias médicas - *Streptococcus pyogenes* (grupo beta-hemolítico A Streptococcus) é a causa de uma variedade de doenças humanas que vão desde doenças leves da pele ou garganta (faringite) a infecções invasivas graves, incluindo fascite necrosante (flesheatingdisease), septicemia, síndrome do choque tóxico, erisipela, celulite, glomerulonefrite pós-infecciosa aguda, febre reumática e escarlatina. S. pyogenes reside normalmente na garganta e é um dos agentes patogénicos médicos mais comuns na saliva. Uma fase de transporte assintomático de S. pyogenes foi detectada em aproximadamente 10% dos adultos e 25% das crianças, e em cerca de 60% dos indivíduos durante grandes surtos de estreptococos de faringotonsilite. O grupo Beta-hemolítico A estreptococos foi encontrado em 20% das amostras faríngeas e em 5% das amostras de saliva de crianças em idade escolar na Nova Zelândia, com uma sugestão de transmissão do organismo de criança para criança. Membros no mesmo armazém de um doente com faringotonsillias abrigam com frequência a mesma estirpe de Streptococcus beta-hemolítico do grupo A, indicando uma transmissão intrafamilial da bactéria. *A hemofilusinfluenzae* pode causar bronquite aguda e exacerbações de doença pulmonar obstrutiva crónica, bem como meningite em crianças e outras doenças graves. Apesar da disponibilidade de vacinas altamente eficazes desde o início dos anos 90, 100.000 crianças não vacinadas morrem todos os anos de doença relacionada com a gripe H. O organismo reside na faringe e raramente é recuperado da saliva de indivíduos saudáveis. Pode atingir quantidades de 103-108 / ml na expectoração de pacientes com infecções do tracto respiratório inferior e expectoração purulenta.

Saliva em Infecções Fúngicas:

Tanto os anticorpos IgA salivares como os anticorpos IgG são criados em indivíduos com candidíase quando comparados com portadores e controlos não invasivos e os IgA salivares inibem a aderência de C albicans às células epiteliais vestibulares. Challacombe et al (1994) mostraram o aumento das subclasses de IgA1 e A2 salivares em doentes com infecções por VIH e SIDA e opinaram que o aumento está a reflectir a resposta à candida e não a ser protector para o VIH. A candidíase é capaz de aderir às células epiteliais orais e vaginais humanas e é potenciada pela saliva inteira. Os anticorpos IgA salivares inibem a aderência de células inteiras de candida à mucosa oral. Mas não são eficazes in vivo para limitar a infecção provavelmente porque existe uma concentração crítica de fungos acima da qual os anticorpos salivares são ineficazes. Um outro factor de equilíbrio entre transporte e infecção pode ser a produção de factores específicos a partir dos fungos. Foi demonstrado que estirpes de C albicans e C glabrata isoladas da cavidade oral produzem proteinases IgA que degradam IgA1, IgA2, SIgA provavelmente através da clivagem de pontes de bissulfeto entre cadeias.[56]

A candidíase oral é frequentemente encontrada em pessoas que usam dentaduras completas, em pessoas com uma acentuada diminuição do fluxo devido a uma variedade de terapias e medicamentos, e na infecção pelo VIH. Vários estudos recentes mostraram que a quantificação da candidíase oral (geralmente albicans) a partir da saliva inteira pode ser usada como indicador de infecção. A UFC fúngica salivar pode ser utilizada para a detecção de candidíase oral. A quantificação da candidíase a partir da saliva inteira pode ser usada como indicador de candidíase oral em doentes em regime de drogas múltiplas, na infecção por HIV e em pessoas que usam prótese dentária completa.[39,37,112,36]

SALIVA NO CANCRO ORAL

Níveis elevados de nitrato e nitritos salivares podem prever o cancro oral para estudos epidemiológicos. A associação é entre nitrato ingerido, a sua conversão em nitritos e nitrosaminas e o desenvolvimento do cancro oral e gástrico. Uma vez que a quantidade de nitrato secretado pelas glândulas salivares está directamente relacionada com a quantidade ingerida, as medições de nitrato salivar podem fornecer um índice conveniente para estudos epidemiológicos.[52]

O cancro é causado pela acumulação de mutações que activam os protooncogenes e inactivam os genes supressores do tumor. O resultado é uma expansão clonal de células filhas geneticamente idênticas que acabam por se tornar clinicamente malignas. As mutações específicas adquiridas pela célula progenitora são como uma impressão digital transportada por cada célula do tumor. Estas mutações podem servir como marcadores muito específicos para a presença de células tumorais num fundo de células normais.

Os tumores da cabeça e pescoço podem ser detectados utilizando análise microsatélite de ADN derivado de amostras de células da mucosa oral esfoliadas da saliva.[62] A metilação aberrante do promotor genético do ADN derivado de células esfoliadas da mucosa oral amostradas da saliva inteira foi também relatada sugerindo que isto pode constituir a base de um teste de rastreio para doenças ocultas.[99]

Boyle JO et al (1994) sequenciaram mutações no gene p53 recuperado de carcinomas de células escamosas da cabeça e pescoço e utilizaram estas sequências de ADN alteradas retrospectivamente como marcadores genéticos específicos do tumor para células cancerígenas na saliva do paciente. Foram rastreadas sequências clonadas de p53 amplificadas pela reacção em cadeia da polimerase a partir de ADN extraído de amostras de saliva pré-operatórias armazenadas para a presença de mutações específicas do tumor, utilizando sondas de oligonucleótidos marcados com radiolocitos. Identificaram mutações específicas de tumores em amostras de saliva pré-operatórias de 5 dos 7 pacientes avaliados (71%). Sugeriram que as mutações genéticas na saliva poderiam ser usadas como marcadores moleculares para carcinomas de células escamosas da cabeça e pescoço.[116]

Após a radioterapia em tumores de cabeça e pescoço, notou-se uma diminuição do pH salivar, da capacidade de amortecimento e da taxa de fluxo. Vuotila et al(2001) demonstraram a primeira evidência in vivo da relação entre o pH salivar e a actividade de MMP-9 em humanos com activação de MMP-9 a pH baixo. As MMPs salivares degradam a matriz orgânica da dentina revelada pela desmineralização do esmalte e da dentina pelo pH ácido.[57]

SALIVA EM DOENÇAS SISTÉMICAS

Devido ao interesse na ligação entre a saúde oral e geral, os clínicos estão a utilizar cada vez mais análises salivares para diagnosticar doenças sistémicas e para monitorizar a saúde geral. A razão deste interesse reside na capacidade de novas ferramentas de diagnóstico, tais como ensaios imunossorventes ligados a enzimas sensíveis, bem como outras tecnologias, para distinguir uma gama de componentes salivares que são biomarcadores de alterações na saúde do corpo. A natureza não invasiva dos testes salivares tornou-os uma alternativa atraente e eficaz aos testes de sangue e urina e aos kits de testes caseiros tornaram possível às pessoas monitorizar a sua própria saúde utilizando este meio de diagnóstico. Os testes que utilizam a saliva como instrumento de diagnóstico têm feito incursões substanciais numa série de atrasos clínicos e de investigação, tais como virologia, imunologia, microbiologia, endocrinologia, epidemiologia e medicina legal.[48]

Com os avanços em microbiologia, imunologia e bioquímica, os testes salivares em ambientes clínicos e de investigação estão rapidamente a revelar-se um meio prático e fiável de reconhecer sinais orais de doença sistémica e exposição a factores de risco. Os componentes da saliva actuam como um **"espelho da saúde do corpo"**, e a utilização generalizada e aceitação crescente da saliva como instrumento de diagnóstico para ajudar indivíduos, investigadores, profissionais de saúde e programas de saúde comunitários a melhor detectar e monitorizar doenças e a melhorar a saúde geral do público.[48]

Num estudo apoiado pelo Instituto Nacional de Investigação Dentária, os cientistas conseguiram utilizar o ADN da saliva para identificar indivíduos que possam estar em risco acrescido de certas doenças infecciosas e auto-imunes. O estudo centrou-se em dois genes que desempenham um papel na remoção de bactérias do corpo. Os doutores Rob van Schie e Mark Wilson da Universidade Estatal de Nova Iorque em Buffalo conseguiram detectar diferenças de pessoa para pessoa, de tão pouco como um único nucleótido, ou unidade estrutural, nos genes. Esta diferença aparentemente menor na estrutura dos genes é conhecida por afectar o bom funcionamento do sistema imunitário. As doenças potencialmente ligadas a estes genes incluem infecções respiratórias infantis, lúpus e doença periodontal juvenil (LJP), uma forma particularmente agressiva de doença gengival que atinge os jovens adultos.

Doenças Respiratórias:

Normalmente, a superfície das células epiteliais da mucosa oral contém fibronectina, que impede a adesão de patogénios respiratórios à mucosa oral. A remoção da fibronectina por exposição a proteases pode desmascarar os receptores de adesão da superfície da mucosa para adesivos patogénicos respiratórios. Isto é feito por enzimas salivares, cujas fontes têm sido atribuídas a bactérias/PMNs que entram na saliva a partir de sulcos gengivais. Assim, em indivíduos com doença periodontal e níveis elevados de bactérias proteolíticas tais como P.gingivalis e espiroquetas, a actividade da protease altera o epitélio da mucosa para aumentar a adesão e colonização dos patogénios respiratórios. Outras enzimas como a manosidase, fucosidase, hexosaminidase e sialidase também são elevadas que expõem receptores de adesão enterrados no epitélio da mucosa, aumentando assim a adesão de bactérias Gram negativas, o que favorece o aumento da adesão e colonização por agentes patogénicos respiratórios.

No aumento da carga da placa dentária devido a uma higiene oral deficiente, as bactérias orais libertam enzimas hidrolíticas como a sialidase que destroem os componentes secretores do hospedeiro protector como as mucinas e reduzem a sua capacidade de se ligarem e limparem patogénios respiratórios como a gripe H. utilizando resíduos de ácido siálico, diminuindo assim a defesa não específica do hospedeiro contra patogénios respiratórios em sujeitos de alto risco. As enzimas salivares podem processar o epitélio respiratório para modular a adesão de tais agentes patogénicos às superfícies da mucosa.

As bactérias orais dos tecidos periodontais inflamados estimulam as células mononucleares periféricas a libertar citocinas IL-Ia, IL-ip, IL-6, IL-8 & TNF, alteram a interacção dos patogénios bacterianos com a superfície da mucosa e regulam a expressão dos receptores de adesão na superfície da mucosa para promover a colonização dos patogénios respiratórios.[58]

A infecção respiratória crónica, especialmente em crianças, está frequentemente associada a uma deficiência específica de IgA secretora. A IgA secretora é a principal imunoglobulina das secreções exócrinas e a determinação da deficiência de IgA completa ou quase completa pode ser feita facilmente com uma amostra inteira de saliva, aspirada do chão da boca em crianças pequenas ou expectada em crianças mais velhas. Com uma criança cooperativa, é preferível uma amostra de saliva parótida e o fluxo deve ser determinado para a medida mais precisa do nível de IgA, uma vez que a concentração de IgA salivar varia inversamente com o fluxo. Uma medida de IgA a partir da saliva inteira aspirada do chão da boca ou de preferência da saliva parótida é um diagnóstico da doença. A taxa de fluxo deve ser determinada porque o nível de IgA salivar varia invariavelmente com a taxa de fluxo.[112]

Agentes patogénicos respiratórios típicos tais como Streptococcus pneumoniae, Streptococcuspyogenes , Mycoplasmapneumoniae Haemophilusinfluenzae colonizam a placa dentária de pacientes de cuidados intensivos e residentes de lares de idosos. Uma vez estabelecidos na boca, estes agentes patogénicos podem ser aspirados para o pulmão e causar uma infecção nosocomial.[30]

Diabetes:

Streckfus CF et al (1994) avaliaram taxas salivares, IgA secreta, electrólitos (Na^+, Cl^-, K^+, Ca^{++}) e concentrações de proteínas totais em 4 grupos diferentes - A: controlo de não diabéticos e B: NIDDM dependente de insulina, C: medicação oral NIDDM, D; NIDDM controlado por dieta de mais de 65 anos. Encontraram uma diminuição significativa da concentração de proteína total salivar em todos os grupos de diabéticos quando comparada com os controlos com todos os outros parâmetros semelhantes[114] . Foi encontrada uma relação linear positiva entre plasma e insulina salivar durante o teste de tolerância à glucose oral em doentes diabéticos de tipo 2, indicando que a medição da insulina salivar é fiável na prática clínica.[37]

Murrah VA et al(1985) estudaram as membranas do porão de 15 amostras pós-morte de glândulas parótidas por imunofluorescência directa para ligação anormal de proteínas séricas seleccionadas (Albumina), IgG, IgM, IgA, C3, fibrinogénio que revelou anormalidade da membrana basal da glândula parótida em todos os espécimes como indicado pela ligação de IgG, albumina e imnuoglobulinas polivalentes às membranas basais ductais e acinares em diabéticos de tipo I e II, enquanto que a ligação de antissoros Ig A estava quase inteiramente confinada aos diabéticos de tipo I. O mecanismo etiológico proposto é que a falta de síntese de sulfato de heparano deixa a membrana do porão recentemente formada funcionalmente defeituosa devido à qual a nova formação de membranas é desencadeada. O heparassulfato também serve como escudo negativo e evita que os ânions do soro penetrem na membrana. Portanto, a membrana diabética sem este escudo não só é mais permeável como também mais catiónica. Isto permitiria que proteínas séricas com pontos isoeléctricos baixos como a albumina e IgG4 se ligassem à membrana do porão em vez de passar através dela. As implicações clínicas são que os pacientes com diabetes mellitus têm menos controlo sobre os agentes patogénicos na cavidade oral e mantêm a flora biológica oral.[59]

Marchetti et al encontraram uma relação linear positiva entre plasma e insulina salivar durante o teste de tolerância à glucose oral em doentes diabéticos de Tipo 2, em indivíduos obesos não diabéticos e em voluntários normais. Outros estudos realizados por estes investigadores num grande grupo de indivíduos não diabéticos afirmaram a correlação altamente significativa entre a insulina salivar e plasma e indicaram o potencial da medição da insulina salivar na prática clínica. Foi também encontrada uma excelente correlação entre os níveis de salivares e plasmáticos de melatonina.[52]

Insuficiência Cardíaca Crónica:

A concentração de endotelina1 salivar é elevada em doentes com insuficiência cardíaca crónica e pode ser utilizada para avaliar a gravidade da doença82. As concentrações de plasma do peptídeo vasoconstritor Endoteína I são elevadas 2-3 vezes em doentes com insuficiência cardíaca crónica (CHF). As concentrações de endotelina I na saliva são substancialmente mais elevadas do que as do plasma.

Rachel Denver et al (2000) mediram concentrações de endotelina salivar em 44 doentes com CHF e 11 controlos de idade e sexo combinados. As concentrações de endotelina salivar aumentaram 2-6 vezes em doentes com CHF em comparação com os controlos com uma sensibilidade de 63% e especificidade de 92% para a detecção de CHF. Observaram um claro aumento incremental nas concentrações de salivaryendothelin com a progressão da gravidade da doença. Notaram uma clara discriminação entre controlos e doentes com sintomas ligeiros de CHF, o que é muito importante para o diagnóstico de CHF, mas não conseguiram distinguir entre sintomas de CHF ligeiros e graves. As concentrações de endotelina na saliva eram significativamente mais elevadas do que no plasma, apoiando a noção de que a sua libertação é abluminal que está longe do endotélio e em direcção ao ducto salivar. A sua descoberta sugeriu que a medição da endotelina na saliva pode ser um método simples e não invasivo para ajudar no diagnóstico e avaliação da gravidade da doença em doentes com suspeita e ICC estabelecida.[60]

Níveis elevados de Ca+ e K+ salivares são um meio fácil e sensível de identificar pacientes com toxicidade digitalis.[52]

Síndrome de Cushing e doença de Addison:

Embora muitas hormonas influenciem a composição da saliva, as mudanças mais dramáticas têm sido observadas nas doenças do córtex adrenal. A concentração de sódio e potássio é marcadamente afectada por corticosteróides, especialmente a aldosterona, através do seu impacto sobre o NaK/ATPase nas células do canal estriado.

Frawley& Thorn foram os primeiros a demonstrar o valor da relação sódio/potássio da saliva total estimulada por parafina no diagnóstico e monitorização da síndrome de Cushing e da doença de Addison. A razão média de Na para K dos doentes Addisonianos era de 5,0 e diminuiu para 1,8 após tratamento com corticosteróides. Em indivíduos normais a razão era de 1,3; enquanto que na síndrome de Cushing a razão era de 0,5. A amostragem de cortisol salivar nocturno às 23 horas é uma abordagem fácil ao rastreio em doentes com síndrome de Cushing.[38,57]

A obesidade é um sinal distintivo da síndrome de amortecimento em crianças e adolescentes e o seu ritmo hipotálamo-hipófise normal do eixo adrenalina circadiano será perdido. Uma vez que as medidas tradicionais de urina e/ou cortisol sérico 24 horas nestes doentes não são práticas nem rentáveis para efeitos de rastreio.

Gafni Rachel I et al (2000) mediram o cortisol salivar e a sua utilidade como procedimento de rastreio. O seu estudo incluiu 67 controlos contendo 24 voluntários obesos e 29 nãoobesos e 14 crianças com síndrome de cushing com idades entre os 5-17 anos. As suas amostras de saliva e urina foram colhidas às (8.30-9 PM) horas de cama, à meia-noite (11.30-12 AM) e de manhã (7.30-8 AM) e os níveis de cortisol foram medidos utilizando o radioimunoensaio. Com um ponto de corte de 0,27 ug/dl à meia-noite e 1 ug/dl à hora de dormir, a sensibilidade da avaliação do cortisol salivar na hora de dormir foi de 83% e a meia-noite foi de 93% para o diagnóstico da síndrome de cushing e as medições foram semelhantes às das amostras urinárias. As medições das primeiras horas da manhã sobrepuseram-se entre os doentes e os controlos. Os autores sugeriram assim que as medições do cortisol salivar à hora de dormir e à meia-noite excluíam a síndrome de cushing em quase todos os casos e, portanto, seria uma forma simples, não invasiva e precisa de rastrear o hiper-cortisolismo em crianças.[61]

Stress e Transtornos Depressivos:

O aumento dos níveis de cortisol salivar pode ser usado como um indicador de stress[65]. Foram obtidos perfis neuroendócrinos para indivíduos com treino militar de sobrevivência utilizando amostras de saliva colhidas na linha de base e em quatro pontos de "Stress" subsequentes. Os níveis de cortisol aumentaram significativamente durante a experiência de cativeiro e atingiram o seu pico após interrogatório. Os níveis de testosterona foram significativamente reduzidos nas doze horas seguintes ao cativeiro.[62]

Os pacientes com perturbações afectivas secretam significativamente menos saliva do que o normal. O fluxo salivar é reduzido em doentes com depressão clínica mais frequentemente devido a drogas psicoactivas do que à doença em si. Na saliva de doentes com grandes perturbações depressivas, as concentrações de prostaglandinas imunorreactivas são significativamente mais elevadas do que as dos controlos saudáveis. Em doentes com desordens depressivas ou neuróticas menores, os valores são comparáveis aos dos controlos. Os níveis de prostaglandinas salivares podem ser um bom indicador das principais perturbações depressivas.[52]

O cortisol salivar é um indicador válido da concentração de cortisol no soro e não depende da taxa de fluxo salivar. O aumento dos níveis de cortisol circulante e salivar (a hormona do stress) resulta da activação do eixo hipotálamo-hipófisisico adrenalina provocado pelo stress psicológico e por uma actividade física extensiva.[48]

Alguns investigadores descobriram que o cortisol salivar é uma melhor medida da função cortical adrenal do que o cortisol sérico e é particularmente útil em estudos com crianças. A medição do cortisol salivar às 23 horas foi relatada como sendo um índice fiável e prático da actividade do eixo hipotalâmico da adrenalina na depressão, especialmente em pacientes externos.[52]

Cancro da mama:

Os biomarcadores do cancro utilizados são CA15-3, um antigénio do cancro da mama, receptor do factor de crescimento epidérmico, catepsina D e Waf1 um oncogene associado ao cancro.[39,38,36]

Charles streckfus et al (2001) sugeriram que o C-erbB-2 salivar poderia ser detectado em homens e mulheres saudáveis. O mesmo é um indicador fiável na detecção inicial e no seguimento do rastreio da recorrência do cancro da mama. Sugeriram também que a recolha de amostras em qualquer altura do dia não afectaria a sua concentração, mas teria de ser supervisionada por um profissional de saúde treinado.[63]

Bigler Lenora R et al (2002) estudou 25 pacientes com uma idade média de 54 anos com diagnóstico histológico variável e fases de carcinomas da mama para estabelecer a utilidade do produto proteico salivar do oncogene, C-erbB-2 e descobriu que a expressão da proteína C-erbB-2 na saliva pode ser um instrumento de diagnóstico muito útil para medir a resposta da paciente à quimioterapia e/ou ao tratamento cirúrgico.[64]

McIntyre Rasline et al (1999) estudaram 20 mulheres com contraceptivos orais e descobriram que não houve alteração significativa no nível de expressão de CA15-3 e C-erbB-2 salivares em mulheres que tomam contraceptivos orais, sugerindo que a saliva pode ser utilizada de forma eficaz e segura como instrumento de diagnóstico na monitorização de mulheres com níveis elevados de estrogénio (contraceptivos) para o risco de desenvolver cancro da mama e também na monitorização do prognóstico de pacientes com cancro da mama após o tratamento e das probabilidades de recidivas usando os 2 biomarcadores do cancro, CA15-3,proteína mucinosa e C-erbB-2, glicoproteína (Proto-oncogene).[65]

O ensaio da saliva pode em breve ser comercializado para a proteína c-erbB-2, que é um marcador prognóstico de cancro da mama ensaiado em biópsias de tecidos de mulheres diagnosticadas com tumores malignos.[48]

Síndrome de Sjogren:

A síndrome de Sjogren é uma doença auto-imune crónica que afecta muitos sistemas, incluindo as glândulas salivares e lacrimais. Foram feitas tentativas para utilizar a xerostomia (boca seca) e a hipofunção da glândula salivar (reduzir a taxa de fluxo de saliva e/ou a sialoquímica alterada) para o diagnóstico clínico desta condição médica.

Sialochemistryprovidece procedimentos de rastreio úteis para determinar se a biópsia indicou. Vários estudos demonstraram que se a doença se estiver a desenvolver nas glândulas salivares, o infiltrado periductal e os seus produtos (citocinas) podem ter um efeito profundo na reabsorção, transporte e função sintética das células do canal estriado, o que resulta em a) concentração elevada de sódio e cloreto e uma concentração reduzida de fosfato, apesar da redução do fluxo. b) Elevação em lactoferrina. c) Elevação em P2-microglobulina e em d) calicreína. Verificou-se que a lisozima parótida estava elevada em doentes com síndrome de Sjogren primário mas não na síndrome de Sjogren secundário. A alteração da estrutura glandular produzida pela doença resultou num impacto acentuado no conteúdo lipídico da saliva com uma elevação de 20 dobras na concentração de fosfolípidos. A química das glândulas salivares na síndrome de Sjogren não só é potencialmente útil para fins de diagnóstico, mas também para acompanhar o desenvolvimento da doença e a terapia de monitorização.[52]

Fibrose Cística:

Na fibrose cística, as mudanças mais dramáticas relatadas foram uma elevação do cálcio e das proteínas, especialmente aparente nas glândulas sub-mandibulares, sub-línguas e salivares menores. Na primeira, estas elevações resultam numa turbidez muito aparente no fluido secretado devido à formação de um complexo proteico de cálcio e possivelmente também de hyroxyapatite. Nas glândulas salivares menores, o precipitado obstrui fisicamente o estreito canal excretor e reduz acentuadamente a taxa de secreção a praticamente zero. Este fenómeno pode ser utilizado como teste diagnóstico medindo o fluxo das glândulas labiais de fácil acesso no lábio inferior com um tubo capilar.[52]

Doença Celíaca:

A doença celíaca é uma doença congénita do intestino delgado que envolve a má absorção do glúten. A medição de IgA-AGA salivar tem sido relatada como sendo um teste sensível e específico para o rastreio desta doença e a monitorização da aderência do doente à dieta sem glúten requerida.

Síndrome de Down:

A saliva pode ser utilizada como modelo para estudar a competência imunológica da mucosa em doentes com síndrome de Down através da monitorização do nível de imunoglobulina total salivar basicamente devido aos procedimentos não invasivos de recolha de amostras e a secreção reflecte um compartimento central do sistema imunitário da mucosa. Chaushu S et al (2002) [66]avaliaram os níveis de imunoglobulina salivar parótida num grupo de doentes com síndrome de Down como um possível factor de susceptibilidade das superfícies da mucosa a infecções e encontraram taxas de secreção significativamente reduzidas de IgA e IgG, o que sugeriu que

Os doentes com síndrome de Down são imunodeficientes na resposta imunitária da mucosa humoral e, por conseguinte, têm uma elevada incidência de infecções recorrentes nos órgãos-alvo dos sistemas imunitários secretos. Chauslu et al (2002)[67] propõem a utilização de níveis de Ig salivares como preditor da susceptibilidade dos doentes de Diagnóstico a infecções recorrentes das vias respiratórias.

SALIVA EM TOXICOLOGIA

As drogas ilícitas, de venda livre e receitadas são chamadas "drogas recreativas" como tabaco, álcool, cocaína, teofilina, e marijuana podem ser detectadas e medidas usando saliva.[39,38,52]

O sistema de recolha de espécimes orais aprovado pela FDA afirma ser um kit sensível e específico para detectar qualquer das drogas NIDA-5 que sejam canabinóides (marijuana), cocaína, metanfetaminas, opiáceos e cloridrato de fencyclidina utilizando um único espécime de Orasure.[39]

Fumar:

A concentração de tiocianato salivar é maior nos fumadores do que nos não fumadores, mas é não-diagnóstica porque também pode ser elevada nos fumadores passivos. Esta observação tem sido aproveitada para confirmar ou rejeitar a auto-declaração do uso do cigarro entre crianças e adolescentes. O teste é, no entanto, um pouco limitado pelo impacto da exposição ao fumo de fumadores pesados no ambiente doméstico.

Um indicador mais sensível da exposição ao fumo do tabaco é a medição da nicotina salivar. Está fortemente correlacionado com os níveis urinários e com o número de cigarros fumados por dia, pelo que é útil tanto em estudos[76] de conformidade como epidemiológicos. Utilizando níveis de nicotina no ar e nicotinina salivar, os cientistas são capazes de calcular os níveis de risco do tabagismo passivo no local de trabalho.[39]

Para determinar se a exposição das crianças ao fumo passivo mudou desde o final dos anos 80, Jarvis M J et al (2000)[73] realizou um inquérito transversal em crianças do ensino secundário com idades compreendidas entre os 11-15 anos. Processaram as concentrações de cotinina na saliva para a determinação com um ponto de corte de mais de 15ng/ml para o tabagismo activo. Encontraram concentrações significativamente reduzidas de nicotina em todas as crianças não fumadoras, de uma média de 0,96 para 0,52 num período de 10 anos.

Álcool:

As agências de aplicação da lei empregaram testes à base de saliva para avaliação dos níveis de álcool na estrada. Os testes podem ser utilizados nos departamentos de acidentes hospitalares como um meio rápido de determinar se a perda de consciência está relacionada com a intoxicação[39,38] alcoólica. É melhor do que a análise da respiração, que requer uma calibração precisa, formação do operador e não é rentável.[39]

Nos EUA, o Departamento de Transportes aprovou recentemente um método versátil e alternativo que utiliza saliva para determinar a concentração quantitativa imediata de álcool no sangue. Usando uma vareta, a pessoa ou agente da polícia esfrega a boca para recolher uma amostra de saliva. Não é necessário um volume preciso. A vareta é colocada num aparelho colector descartável que se parece muito com um termómetro largo. Uma reacção enzimática ocorre com base na oxidação enzimática do álcool ao acetaldeído por álcool desidrogenase. Os electrões do fluxo de reacção a um sumidouro de electrões no dispositivo, que contém um material colorido ou cromogéneo. Ocorre uma mudança de cor e o fluido sobe no capilar do dispositivo à medida que o mercúrio sobe num termómetro. O comprimento da barra colorida resultante, que utiliza uma escala de 0 a 0,145 por cento, é directamente proporcional tanto à concentração de álcool na amostra de saliva como ao teor de álcool no sangue. O dispositivo descartável de saliva é fácil de armazenar, fornece resultados em dois minutos e é específico para o etanol. As substâncias que normalmente interferem com a análise do hálito de álcool não reagem.[37]

X. **APLICAÇÕES DA SALIVA**

CAPACIDADE ANTIOXIDANTE DA SALIVA

A saliva pode constituir uma primeira linha de defesa contra o stress oxidativo mediado por radicais livres, uma vez que o processo de mastigação promove uma variedade de tais reacções, incluindo a peroxidação lipídica.

Características pró-oxidantes e antioxidantes da saliva:[46]

A saliva contém muitos sistemas bioquímicos conhecidos por estarem envolvidos na reparação de tecidos moles, e muitos componentes antibacterianos, incluindo lisozima, lactoferrina e peroxidase salivar. A saliva humana inteira contém um sistema complexo de peroxidase, cujos principais componentes incluem diferentes formas de lactoperoxidase secretada pelas glândulas salivares e mieloperoxidases das células PMN.

Uma das funções mais importantes da peroxidase salivar é o controlo das bactérias orais que formam a placa dentária, aos desequilíbrios na ecologia e que levam à cárie dentária e ao CIPD. A peroxidase salivar catalisa a peroxidação do íon tiocianato (SCN-) para gerar produtos de oxidação ($OSCN_2^-$, $OSCN_3^-$, $(SCN)_2$, HOSCN e o $OSCN^-$ mais estável) que inibem o crescimento e metabolismo de muitos microrganismos.

Parece que esta enzima também pode funcionar como catalisador. O HO_{22} pode atingir níveis significativos na saliva humana. Uma vez que o HO_{22} é altamente tóxico para as células humanas e o OSCN- não é, a peroxidação de SCN- in vivo pode servir o duplo propósito de limitar a acumulação de níveis tóxicos de HO_{22}, que são produzidos por bactérias comensal e pelas glândulas salivares, ao mesmo tempo que fornece OSCN- e HOSCN-.

Também se deve ter em conta que a GCF é constantemente misturada com saliva e o seu fluxo aumenta com a inflamação gengival; o aumento do fluxo de GCF relaciona-se com o aumento dos níveis de PMN que, por sua vez, contribuem para o aumento global da Peroxidase pela actividade da mieloperoxidase. A mieloperoxidase é uma enzima contendo cloro nos grânulos de azurofilos de neutrófilos e monócitos sanguíneos que catalisa a oxidação do cloreto e redução do HO_{22} para formar ácido hipocloroso (HOCL), uma espécie reactiva de oxigénio que pode induzir a cisão da ligação peptídeo e a formação de cloraminas de baixo peso molecular com potencial bactericida. A quantidade de O2 e HO_{22} (este último produzido durante a explosão respiratória), consumida a fim de oxidar o cloreto, pode representar até 40% ou mais do total disponível nestas células. A mieloperoxidase pode acumular-se durante o sono, quando o fluxo salivar é muito baixo, com a consequente remoção lenta dos produtos PMN. Tem sido sugerido que níveis mais elevados de mieloperoxidase estão presentes em sobrenadantes de saliva inteira de baixo fluxo de indivíduos com inflamação gengival grave, provavelmente devido ao aumento do número de PMN que entram na cavidade oral. A saliva é também rica em antioxidantes, principalmente ácido úrico, com menores contribuições de albumina, ascorbato e glutatião, tendo sido demonstrado que a saliva tem um papel na supressão da peroxidação lipídica dos alimentos ingeridos.

Foi relatado que o ácido úrico é o principal antioxidante da saliva, representando mais de 80% da actividade antioxidante total da saliva em repouso e estimulada, tanto de indivíduos saudáveis como de indivíduos com períodos de vida comprometidos.

MeurmannJukka et al (2002) avaliaram a concentração de albumina salivar nos idosos através da recolha de saliva estimulada de 131 idosos agudamente hospitalizados com uma idade média de 82 anos e em comparação com 252 idosos fora de casa e encontraram concentrações significativamente mais elevadas de albumina salivar nos idosos frágeis. Concentrações de albumina 401±247 |ig/ml (média). A albumina é um soro ultrafiltrado para a boca e pode difundir-se nas secreções mucosas e pode ser utilizada para avaliar a integridade da função da mucosa. Mas o aumento do nível não se correlacionou significativamente com a patologia da mucosa. São necessários mais estudos para descobrir como o diagnóstico salivar pode ser desenvolvido para ajudar a tomada de decisões clínicas na futura avaliação da saúde oral dos indivíduos.[47]

A concentração de albumina é comparativamente baixa, cerca de $10^\wedge M$, aparentemente na mesma gama que a do ácido ascórbico. O ácido ascórbico parece estar particularmente concentrado em GCF onde o seu nível foi reportado como sendo 3 vezes superior ao do plasma.

Vestígios de outros antioxidantes (transferrina, lactoferrina e ceruloplasmina) capazes de ligar iões metálicos são encontrados tanto na saliva como na GCF e são provavelmente responsáveis por 5-10% da actividade antioxidante na saliva.

Métodos para medir a capacidade antioxidante total:

As espécies de radicais livres/reactivas de oxigénio e os sistemas antioxidantes parecem agir em conjunto e não isoladamente. A investigação está agora a ser dirigida para ensaios que avaliam a chamada "Capacidade antioxidante total" (TAC) de fluidos biológicos, incluindo a saliva.

O TAC de saliva foi medido por apenas 3 métodos utilizando 3 técnicas bioquímicas diferenciais
a) Um ensaio espectrofotométrico
b) Um ensaio melhorado de quimioluminescência;
c) Um ensaio cíclico de voltametria.
d) Um ensaio espectrofotométrico

No que diz respeito ao ensaio espectrofotométrico, foram desenvolvidas várias técnicas para as medições do TAC de fluidos e todas são essencialmente métodos de inibição; é gerado um radical livre, há um ponto final pelo qual a presença do radical é detectada, e o TAC do fluido adicionado inibe o ponto final através da remoção do radical livre. O ensaio espectrofotométrico, também chamado "Trolox equivalent antioxidant capacity" (TEAC), é uma adaptação do ensaio ABTS 2,2'-azinobis(3-ethylbenzothiazoline 6-sulfonate).

Com base na inibição por antioxidantes da absorção do catião radical de 2,2'azinobis (3-etilbenzotiazolina 6-sulfonato) ABTS.+ Este cromogénio azul / verde produz máximos de absorção característicos na região UV próxima e a 660 nm, 734 nm e 820 nm. ABTS.+ é formado pela interacção de ABTS com as espécies radicais da metioglobina, geradas pela activação da metioglobina com HO_{22}. Na presença de antioxidantes, a absorvância de ABTS.+ é inibida até certo ponto e numa escala de tempo dependente do TAC da substância investigada. A fim de padronizar o ensaio Trolox, um análogo de vitamina E, é normalmente utilizado. Assim, as soluções podem ser comparadas com o Trolox e umas com as outras expressando a sua actividade antioxidante como TEAC. O método TEAC foi utilizado pela primeira vez (Moore et al 1994) para comparar a actividade antioxidante da saliva em indivíduos saudáveis com a dos doentes com doença periodontal crónica (CIPD). Os dados obtidos confirmaram o papel fulcral desempenhado pelo ácido úrico, que se demonstrou ser o principal antioxidante da saliva. Um aumento da produção de antioxidantes foi também associado à estimulação do fluxo salivar. Finalmente, o TEAC da saliva não foi encontrado comprometido nos doentes, afectados pelo CIPD e os autores sugeriram que isto pode ser devido a um aumento da produção local de antioxidantes devido ao aumento do fluxo de GCF. Uma tal situação não resultaria num esgotamento líquido local de antioxidantes. Mais recentemente, foram investigados os TEACs salivares de doentes com urateleves flutuantes (Meucciet al.1998) e fumadores (Zappacosta et al. 1999, Kondakova et al 1999). No estudo anterior, o TEAC foi avaliado no seu todo, bem como a parótida e a saliva sub-mandibular /sublingue de doentes controlados e hemodialisados (Meucci et al. 1998). Nos controlos, os valores mais elevados de TEAC foram na saliva parótida, enquanto que nos doentes hemodialisados, os valores mais elevados foram típicos da saliva total. Nestes sujeitos, as amostras pré-dialíticas para cada tipo de saliva tinham valores de TEAC superiores aos níveis correspondentes em indivíduos normais. No final de uma sessão de diálise, foi encontrada uma diminuição notável de TEAC para todos os 3 tipos de saliva. Portanto, os níveis elevados de ácido úrico no plasma são acompanhados por valores de TEAC mais elevados. Foi feita uma observação semelhante em doentes hiperuricémicos afectados por níveis de ácido úrico plasmático notavelmente mais elevados, e que apresentavam concomitantemente valores de TEAC muito elevados. Finalmente, tanto as concentrações de proteína total como o nível de ácido úrico mostraram uma boa correlação positiva com o TEAC salivar. Os dados actuais não permitiram qualquer conclusão definitiva sobre uma possível protecção da saliva contra CIPD em doentes hemodialisados, porque nenhum dos 25 sujeitos examinados mostrou qualquer periodontite. Os autores interrogaram-se se o TEAC dependente de ácido úrico elevado poderia reflectir um factor de protecção periodontal.

Kondakova et al 1999 confirmaram que não existem diferenças em ácido úrico salivar e TEAC entre fumadores e não fumadores, tal como o facto de fumar um único cigarro não ter qualquer efeito demonstrável sobre o TEAC ou o ácido úrico.

(b) Um ensaio melhorado de quimioluminescência;

O método 2nd para medir a actividade antioxidante salivar baseia-se no ensaio de quimioluminescência. Um ensaio de quimioluminescência melhorado (ECL), é baseado na peroxidase de rábano silvestre (HRP) - oxidação catalizada de luminol por HO_{22}. A luz produzida a partir da reacção é reforçada pelo p-iodofenol, que prolonga e intensifica o sinal luminol. O sinal resultante pode ser temporariamente suprimido por antioxidantes. Tal supressão dura até que os antioxidantes se esgotem. A capacidade antioxidante da solução em teste pode ser calculada a partir de uma curva padrão executada com um calibrador. Este método rápido, simples e reprodutível forneceu provas de que o TEAC salivar de pacientes com periodontite crónica era inferior ao de um grupo livre de periodontite.

O método de $2chemiluminescência^{nd}$ baseia-se na têmpera antioxidante dependente de quimioluminescência gerada a partir de hidroperóxido lipídico e reagente de isoluminol/microperoxidase. Quando um antioxidante está presente na mistura do ensaio, ele procura a oxiradical lipídica e tinge a produção de luz (Hi-rayama et al 1997). Este método foi utilizado para avaliar os antioxidantes, medindo a concentração de meia inibição (I_{50}) dos fluidos biológicos, incluindo a saliva. Um outro método de quimioluminescência baseia-se na geração de OH. pela reacção de Fenton e a sua subsequente determinação pela quimioluminescência. Este método simples, sensível e útil avalia a capacidade de OH.- scavenging dos fluidos biológicos, tais como a saliva.

(c) Um ensaio cíclico de voltametria.

O método 3rd para medir a actividade antioxidante salivar parece ser o menos difundido e requer a utilização da técnica de voltametria cíclica. Este método foi concebido para avaliar o TAC salivar, tendo em conta que os principais necrófagos de FR na saliva são moléculas com propriedades redutoras. O procedimento cíclico de voltametria relatado recentemente (Chevion et al 1997, Kohen et al 1999) avaliou o poder de redução global dos antioxidantes de baixo peso molecular na saliva. Após a preparação, a amostra é colocada num poço com 3 eléctrodos: o trabalho (por exemplo, carbono vítreo), as referências (Ag/AgCl) e o auxiliar (fio de platina). A aplicação de um potencial de taxa constante ao eléctrodo de trabalho, quer para o potencial positivo (para avaliar os equivalentes de redução), quer para o negativo (para avaliar as espécies oxidantes), permite o registo de uma curva de corrente potencial ou "voltammograma cíclico". No voltagrama cíclico da saliva, foi encontrada uma onda anódica, indicando um grupo de antioxidantes de baixo peso molecular, e foi demonstrado que os compostos que compõem a onda estavam correlacionados com o TAC da saliva. No entanto, nem todos os antioxidantes comuns doam os seus electrões ao eléctrodo de trabalho a um ritmo suficiente. É por isso que os compostos de tiol, como o glutatião, devem ser detectados utilizando diferentes eléctrodos

(por exemplo, Au/Hg). Finalmente, a sensibilidade deste procedimento é relativamente baixa; é possível determinar a redução do equivalente a 1-10^M.

Espécies de radicais livres/reactivas de oxigénio - muitas vezes essenciais para processos biológicos e que os danos dos tecidos podem facilmente ocorrer quando os sistemas antioxidantes não contrariam eficazmente a sua acção. Neste sentido, a boca é um local crítico porque há provas de que algo desta natureza pode ocorrer em doenças inflamatórias, incluindo os CIPDs. Uma vez que foi encontrada aplicação da saliva como auxiliar de diagnóstico num número crescente de situações clínicas e que ainda falta um estudo sistemático da sua capacidade antioxidante, espera-se que as tecnologias revistas possam encontrar aplicação num futuro próximo.[46]

SALIVA NO CONTROLO HORMONAL

Todos os esteróides de significado diagnóstico em endocrinologia clínica podem agora ser medidos em saliva. [52]Tanto os níveis de droga como os níveis hormonais na saliva reflectem a porção livre, não ligada a proteínas (não conjugada) no plasma - o que realmente entra nas células e pode ser mais clinicamente relevante do que o nível sanguíneo total. Tem sido geralmente reconhecido que os esteróides solúveis lipídicos não conjugados passam rapidamente para a saliva e que as suas concentrações na saliva são proporcionais às concentrações de esteróides livres e não conjugados no plasma. Os esteróides conjugados difundem-se com grande dificuldade devido à sua baixa solubilidade lipídica e elevado peso molecular. A lista de hormonas esteróides actualmente a ser ensaiada na saliva inclui

> Cortisol
> Progesterona
> 17 P-Estradiol

> Estriol

> Estrone

> Melatonina insulínica

> Aldosterone

> Dehidroepiandrosterona

> Testosterona

> 5a-Dihidroosterona

> 17P-hydroxyprotesterone

A progesterona salivar está a ser utilizada para 1) Avaliar a capacidade funcional do corpo lúteo tanto em mulheres normais como naquelas com defeitos no eixo hipotalâmico da hipófise ovariana; 2) Estudos de mulheres subférteis. 3) Estudos de mulheres grávidas. 4) Exame do efeito dos esteróides contraceptivos na actividade ovariana e 5) Avaliação das alterações hormonais durante a adolescência.[52]

A avaliação correcta da função testicular após regimes de estimulação e tratamento requer múltiplas amostras. Uma vez que as amostras de saliva são facilmente colhidas por técnicas não invasivas, representam uma alternativa atraente ao plasma para a avaliação da androgenicidade. As concentrações de testosterona na saliva masculina podem ser avaliadas usando RadioImmunoAssay. As concentrações matinais (368+/-167 pmol/l) são significativamente superiores às amostras vespertinas (212+/-132 pmol/l) e reflectem as concentrações de plasma. Os doentes com cancro prostático em terapia de dietilstilboestrol têm baixas concentrações de salivares (47-122 pmol/l) e de testosterona plasmática (1.02.8 nmol/l).[68]

As medições de testosterona salivar parecem ser úteis na investigação comportamental, onde os sujeitos estão frequentemente relutantes em fornecer amostras de soro. **Dabbs JM (1990)** estudou a fiabilidade da utilização da amostra de saliva para a medição da testosterona. No seu estudo, 270 sujeitos masculinos e 175 femininos recolheram amostras de saliva em intervalos de 30 min. a 8 semanas. Os sujeitos recolheram amostras em pelo menos dois dias, no momento do despertar, a meio da manhã, ao fim da tarde e ao fim da noite. A fiabilidade média foi r=.64 durante dois dias e r=.52 durante sete e oito semanas. Os efeitos do ciclo menstrual foram negligenciáveis. Ele concluiu que a utilização de mais do que uma medição pode aumentar a fiabilidade, e é provavelmente desejável combinar medições efectuadas com várias semanas de intervalo. Os ensaios salivares oferecem uma forma prática de medir a testosterona em sujeitos de livre circulação fora do laboratório.[69]

O estriol salivar está a ser utilizado para prever um risco acrescido de trabalho de parto espontâneo pré-termo e parto tanto em mulheres assintomáticas como sintomáticas. [38]A medição do salivaryestriol durante a gravidez tem demonstrado ser um excelente meio de detectar atrasos no crescimento fetal e a razão estriol/ progesterona mostra-se promissora como preditor de parto[76] prematuro. O teste aprovado pela FDA para as mulheres em risco de prematuridade e baixo peso à nascença108 pode utilizar estradiol em casa.

Manipulações Pré-Analisticas da saliva:

A utilidade das determinações da saliva depende claramente também da aplicação de procedimentos analíticos adequados para o ensaio em saliva. Uma vez colhidas as amostras, é importante que estas sejam devidamente armazenadas, a menos que as análises devam ser realizadas imediatamente. Chen et al. (1992) examinaram o armazenamento a longo prazo de amostras de cortisol salivar à temperatura ambiente. Após 16 semanas de armazenamento de amostras sem conservantes, perdeu >90% do cortisol. No entanto, o cortisol salivar era estável na presença de ácido cítrico, 10 g/L, ou quando conservado numa Salivette® tratada com ácido cítrico, durante até seis semanas à temperatura ambiente. As opiniões divergem quanto ao procedimento a seguir, mas a maioria dos trabalhadores congela a amostra a -20°C, enquanto alguns trabalhadores recomendam a centrifugação antes do congelamento, e outros recomendam a centrifugação após o descongelamento e antes da análise. Um problema na análise da saliva é que os fumadores produzem saliva espessa e muito viscosa. Ao congelar todas as amostras de saliva a -40°C durante pelo menos 24 horas antes da análise, os componentes celulares e as partículas em suspensão são efectivamente decompostos; deixando um líquido claro que é mais fácil de processar. Meulenberg e Hofman (1990) e Lequin et al. (1986) demonstraram que a sonificação da saliva produziu níveis significativamente mais elevados de esteróides do que a centrifugação da saliva. A sonificação é a transformação das relações de dados em relações percebidas num sinal acústico para facilitar a comunicação ou interpretação". Foi sugerido que a sonificação das amostras de saliva dispersa alguma substância(s) desconhecida(s), que interfere(m) com a análise. Mas, outra razão para os níveis mais elevados é que, após a centrifugação, perde-se o fármaco ligado a detritos celulares, partículas ou mucoproteínas.[76]

Saliva como fluido para a medição dos níveis de estriol:

As hormonas esteróides foram medidas pela primeira vez na saliva há mais de 30 anos no trabalho pioneiro de Shannon et al, que examinaram as concentrações salivares de corticosteróides. Os ensaios clínicos de hormonas relatados na literatura são realizados em saliva mista (inteira). Ensaios comerciais recentes também têm utilizado

"fluidos orais" ou "transudados da mucosa" em vez de saliva e teste de diagnóstico de saliva para anticorpos.

O trabalho de Vining et al elucidou os 2 mecanismos, além do transporte activo, através dos quais as hormonas esteróides entram na saliva a partir do sangue. Concluíram que os esteróides não conjugados, que são moléculas altamente lipídicas solúveis, se difundem nas células acinares em virtude da sua solubilidade nas membranas celulares ricas em lípidos. Da mesma forma, as moléculas difundem-se no outro lado das células de acinar para dentro da saliva. Este tipo de difusão intracelular passiva não é afectado pela taxa de fluxo da saliva. Por outro lado, as moléculas polares, que são insolúveis em lípidos, entram na saliva juntamente com a água por ultrafiltração através das junções apertadas das células de acinar. A entrada é facilitada pelo tamanho, para que moléculas com uma massa molecular inferior a 100 entrem prontamente. No entanto, moléculas maiores insolúveis em lípidos, tais como as hormonas esteróides conjugadas (por exemplo, sulfato de desidroepiandrosterona) são altamente dependentes da taxa de fluxo salivar. À medida que o caudal aumenta, a sua concentração em saliva diminui[41]

Teor de estriol da saliva:

O estriol entra na saliva principalmente por difusão intra celular passiva, impulsionada pela concentração de hormona livre (não ligada), não conjugada no plasma, daí que os níveis de saliva reflictam a concentração plasmática de estriol não ligado, não conjugado, que é a forma biologicamente activa. A presença de estriol conjugado na saliva raramente excede 10% do estriol[41] salivar total.

A saliva é uma excelente matriz a partir da qual se pode monitorizar a concentração livre e não conjugada de estriol porque a maior parte do estriol está presente nesta forma activa e a sua concentração está em equilíbrio dinâmico com o estriol livre e não conjugado no plasma. Além disso, porque o estriol não conjugado tem uma meia vida extremamente curta no plasma (5-20 minutos) e a sua difusão na saliva ocorre rapidamente, o estriol salivar fornece uma medida instantânea de risco de trabalho de parto e parto prematuro.[70]

Expressão de Estriol durante a gestação:

McGarrigle e Laachelin e Dame et al, bem como Vining et al, demonstraram que a concentração de estriol salivar livre e não conjugado aumenta gradualmente até à quinta semana antes do parto e depois sobe mais acentuadamente até à entrega. No momento do parto, o estriol é o estrogénio livre mais abundante, aumentando 718% nas últimas 20 semanas de gravidez e 149% nas últimas 6 semanas antes do parto. O aumento reflecte-se também na relação entre o estriol salivar e a progesterona. O perfil de estriol livre e não conjugado na saliva durante toda a gestação é paralelo ao padrão característico do estriol plasmático não conjugado e tem a vantagem de ser consideravelmente mais fácil de medir. Vining et al descobriram que os níveis de estriol salivar em amostras consecutivas não foram afectados pelo uso de um estímulo de salivação, e o nível de estriol salivar correlacionou-se muito com amostras de estriol total de soro total e com o nível de estriol não ligado (coeficiente de correlação r=0,97) em mulheres grávidas. Demonstraram que a concentração de estriol salivar era equivalente ao nível de estriol não ligado e não conjugado no plasma.[70]

O estriol como factor de risco para o trabalho de parto prematuro:

Dame et al também demonstraram que a proporção de estriol salivar para progesterona era maior do que o normal em momentos correspondentes durante a gestação em mulheres em que se desenvolveu o trabalho de parto espontâneo pré-termo. Concluíram que o trabalho de parto idiopático pré-termo em mulheres com membranas intactas foi também precedido por um aumento na concentração de estriol salivar com início aproximadamente 5 semanas antes do parto, com um consequente aumento na proporção de estriol salivar em relação à progesterona. Como o aumento desta proporção não foi observado em mulheres em que o trabalho de parto espontâneo a termo não se desenvolveu, nem foi visto naquelas que tiveram ruptura prematura das membranas pré-termo, concluíram ainda que o estriol desempenhou um papel no parto, podendo assim servir como indicador de trabalho de parto e parto pré-termo. A concentração de estriol salivar > 2,1ng/mL após a semana 22 de gestação é um factor de risco para o trabalho de parto prematuro. O surto de estriol salivar começa aproximadamente 4 semanas antes nas mulheres que têm trabalho de parto prematuro idiopático do que nas que têm parto a termo. A saliva provou ser uma excelente matriz para medir o estriol, gerando um indicador atempado, sensível e fiável para discriminar pacientes sem sintomas em risco de trabalho de parto prematuro.[70]

Philip Heine et al (1999) [71]realizaram uma grande avaliação multicêntrica triplamente cega de testes em série de níveis de estriol salivar versus o sistema de pontuação de risco cremoso tradicionalmente utilizado para prever o nascimento prematuro, incluindo 601 sujeitos no seu estudo. O teste de estriol salivar em série previu correctamente o resultado em 91% do tempo, em comparação com o método de pontuação em creasy que previu apenas 75% do tempo, provando assim que a avaliação de estriol salivar é mais precisa na previsão do resultado do que a pontuação em creasy modificada.

Philip Heine et al (2000) [72]conduziram um ensaio prospectivo, longitudinal, mascarado e multicêntrico de 956 mulheres com gravidezes monotônicas para avaliar a eficácia do estriol salivar para detectar um aumento do risco de nascimento prematuro. A saliva inteira não estimulada foi recolhida entre as 9h-8h (porque não foi encontrada nenhuma variação significativa nos níveis de E3 entre essas horas) todas as semanas desde as 22 semanas de gestação até ao nascimento e testada para estriol não ligado e não conjugado por ELISA. O risco de parto prematuro foi substancialmente mais elevado em mulheres com pelo menos um teste de estriol salivar elevado (a / acima de 2,1ng / ml) com um valor preditivo positivo de 7-14%. Dois níveis de estriol salivar elevados consecutivos duplicaram a precisão preditiva e a especificidade do teste. Assim, o estriol salivar elevado está associado ao aumento do risco de nascimento pré-termo em mulheres sintomáticas e assintomáticas e é um marcador de avaliação de risco simples, não invasivo, conveniente e facilmente transportável para o parto pré-termo.

SALIVA NA MONITORIZAÇÃO DE DROGAS

Tal como com as hormonas, a solubilidade lipídica é um factor determinante na excreção salivar de drogas. Para substâncias ácidas lipídicas solúveis ou básicas, a difusibilidade depende do grau de ionização no plasma e na saliva. Apenas as fracções não ionizadas podem atravessar membranas biológicas e, por conseguinte, o grau de acidez ou basicidade de uma droga determinará a sua relação salivar/plasma. Os níveis de droga na saliva (como os níveis hormonais) reflectem a porção livre, não ligada a proteínas no plasma e, portanto, podem ter uma maior implicação terapêutica do que os níveis sanguíneos totais.

Mecanismos de transferência de drogas do sangue para a saliva:

Dos quatro mecanismos conhecidos através dos quais uma droga poderia ser transferida do sangue para a saliva através da glândula salivar, não há provas de que a pinocitose desempenhe qualquer papel. No entanto, sabe-se que os outros três mecanismos estão envolvidos.

Em **difusão transcelular passiva** materiais altamente lipídicos solúveis podem atravessar a parede capilar, membrana do porão e célula acinar da peça final secreta, com a camada lipídica da parede celular epitelial a fornecer a taxa - barreira limitadora. O mesmo mecanismo permitir-lhes-ia provavelmente passar através das células que revestem as condutas da glândula. As concentrações salivares dos esteróides não conjugados e solúveis em lípidos, tais como o estirriol, cortisol e testosterona, aproximam-se das concentrações plasmáticas não vinculadas. Mas, a concentração dehelipido-insolúvel ,   conjugado com esteroides
O desidroepiandrosteronasulfato é aproximadamente 1% da concentração de plasma não ligado.

Por **ultrafiltração (ou transporte paracelular)** pequenas moléculas polares como glicerol e sacarose entram na saliva. Este mecanismo é restrito a compostos com um peso molecular (MW) inferior a cerca de 300 Da, e mesmo aqueles com um MW de cerca de 150 Da são filtrados apenas numa extensão mínima, como evidenciado pelos níveis salivares muito mais baixos do que os do plasma. Além disso, a taxa de fluxo de saliva não deve afectar os rácios S/P se a difusão for rápida e passiva.

Um **mecanismo de transporte activo** funciona claramente para muitos electrólitos e para algumas proteínas, tais como IgA. Este mecanismo também foi comprovado para alguns fármacos. Espera-se que o lítio (MW = 7 Da) apareça na saliva por ultrafiltração, mas aparece também por um mecanismo de transporte activo. Borzelleca (1965) investigou se a penicilina e a tetraciclina eram secretadas na saliva. A secreção destes antibióticos na saliva parecia estar dependente da concentração no sangue. Uma vez que a secreção de penicilina pelo aparelho salivar e pelo rim era ambas inibidas pelo probenecid, um inibidor da via renal activa, pelo menos uma parte da secreção de penicilina na saliva envolvia um mecanismo activo (Borzelleca e Cherrick, 1965). Estes autores foram os primeiros a comparar a secreção salivar de um fármaco com a excreção renal. Zuidema e Van Ginneken (1983b) também encontraram uma indicação de transporte activo de penicilina.

A maioria das drogas parece entrar na saliva pelo primeiro mecanismo mencionado, um simples **processo de difusão passiva**, que se caracteriza pela transferência de moléculas de drogas para um gradiente de concentração abaixo de um gradiente sem gasto de energia. A taxa de difusão de uma droga é uma função do gradiente de concentração, da área de superfície sobre a qual ocorre a transferência, da espessura da membrana, e de uma constante de difusão que depende das propriedades físico-químicas de cada droga.

Factores que influenciam a difusão passiva de uma droga do sangue para a saliva

1. Relacionado com drogas:

> Ácido ou básico, e o pKa
> Lipid-solubilidade
> Carregado ou neutro
> Peso molecular e configuração espacial

2. Relacionado com o nível de drogas em circulação na forma livre (não vinculada a proteínas):

> Nível sanguíneo não ligado a proteínas
> Dosagem e desobstrução de drogas

3. Relativo à saliva:

> Taxa de fluxo de saliva
> Saliva pH

> Proteínas de ligação à saliva - geralmente mínimas

> Enzimas na saliva capazes de metabolizar a droga

A afinidade relativa entre a água e os lípidos, como por exemplo expressa pelo seu coeficiente de partição octanol/água, é um factor importante porque determina a facilidade com que a molécula é capaz de permear as membranas lipídicas das células acinares. Se um medicamento for ionizado a pH fisiológico, a sua lipofilicidade efectiva é substancialmente mais baixa, porque as espécies ionizadas estão rodeadas por moléculas de água devido à interacção ião-dipolo que desfavorece a interacção entre as membranas. Deve também notar-se que as drogas lipossolúveis são geralmente metabolizadas a metabolitos mais polares e solúveis em água antes da excreção na urina. Um exemplo é a fenitoína, que é metabolizada no fígado em parahydroxyphenytoinglucuronide. Este metabolito inactivo não aparecerá na saliva porque é parcialmente ionizado e hidrossolúvel. Pode-se tirar vantagem disso, uma vez que um ensaio que determinaria tanto a fenitoína como o metabolito inactivo no plasma poderia ser aplicado à saliva, onde apenas a droga activa está presente (Landon e Mahmod, 1982). O tamanho molecular é de importância para as taxas de difusão das moléculas da droga: considerações teóricas implicam uma relação linear entre permeabilidade e $P/(MW)^{1/2}$ (P: coeficiente de partição octanol/água; $MW^{1/2}$: raiz quadrada do peso molecular).

Outra variável que também influencia o processo de difusão passiva é o pH da saliva. medida que a taxa de fluxo salivar aumenta, independentemente da causa, há um aumento acentuado da concentração de bicarbonato com um aumento concomitante do pH de 6,0 para 8,0 (Landon e Mahmod, 1982). O pH da saliva afecta a relação S/P das drogas, mas tem havido relativamente pouco estudo sobre este fenómeno. A influência do pH salivar sobre este transporte depende da pKa da droga. Para drogas ácidas o pH salivar influencia a concentração de drogas ácidas quando os valores de pKa são inferiores a cerca de 8,5; para drogas básicas isto ocorre quando o pKa é superior a 5,5.

Um dos aspectos mais úteis da monitorização dos níveis de saliva de drogas relaciona-se com o significado das fracções de drogas não ligadas no plasma e na saliva (fp e fs). Para as drogas ácidas com pKa> 8,5 e as drogas básicas com pKa< 5,5, a relação S/P é independente de pKa. Esta razão deve portanto ser igual à razão de fp para fs e, uma vez que fs pode normalmente ser considerado como unidade, a razão S/P é igual à fracção de fármacos não ligados no plasma. Isto é de grande significado uma vez que é esta fracção que é responsável pela acção farmacológica de um fármaco. Os fármacos ácidos tendem a ser mais baixos em concentração e os fármacos básicos mais altos em concentração na saliva do que no plasma. A situação inversa ocorre se o pH salivar for mais elevado do que o do sangue. Os fármacos básicos podem ter uma relação S/P superior a um, devido à divisão do pH.

As drogas actualmente monitorizadas na saliva são fenitoína, lítio, primidona, metadona, etosuximida, ciclosporina.

Actualmente, a monitorização de drogas terapêuticas é mais eficazmente utilizada quando a taxa de concentração de saliva no plasma é constante numa vasta gama. Isto é especialmente verdade com drogas anticonvulsivantes tais como fenitoína, primidona, etosuximida e carbamazepina e tem uma aplicabilidade especial no ajuste da dose em crianças. A amostra salivar é muito útil em crianças para o ajustamento da dose dos seus medicamentos.

A monitorização teofilina para crianças asmáticas também se revelou útil, embora haja frequentemente diferenças entre os indivíduos na relação soro/ plasma. O estabelecimento da proporção para o doente individual e a monitorização nesta base pode ultrapassar esta dificuldade.

A monitorização do lítio salivar em doentes maníacos depressivos também está sujeita ao problema da variação individual do rácio e pode ser tratada da mesma forma. A monitorização salivar está a ser utilizada para doentes com metadona, para o ensaio de ciclosporina em doentes com transplante renal. [52]Uma das declarações mais convincentes sobre o valor da saliva como meio de monitorização vem de psiquiatras que estudam a metadona. Eles enfatizam as seguintes vantagens da saliva:

- *Humanitário:* Os pacientes são poupados ao desconforto da repetida punção venosa.

- *Clínica*: A aceitação de monitorização repetida dos níveis de medicamentos leva a uma prescrição mais precisa e a menos efeitos secundários.

- *Preferência:*A amostragem de saliva é a técnica preferida pelas crianças e pacientes com capacidades limitadas de coping (tais como os idosos).

- *Económico:* Os próprios doentes podem recolher amostras poupando tempo ao técnico.[37]

Os glicosídeos cardíacos comummente utilizados têm uma margem de segurança relativamente estreita e determinar se um paciente está a manifestar efeitos tóxicos tem implicações clínicas críticas. Wotman et al demonstraram em 1971 que tanto a concentração de potássio como a de cálcio na saliva inteira estavam marcadamente elevadas em doentes tóxicos e que o produto de potássio de cálcio constituía um meio muito fácil e sensível de identificar estes doentes. Os glicosídeos cardíacos não só afectam o transporte monovalente de catiões nas células cardíacas, mas também modificam os sistemas de catiões ATPase em eritrócitos e células das glândulas salivares.[52]

Uma das consequências infelizes da quimioterapia oncológica com agentes como o metotrexato de dose elevada e a ciclofosfamida é a indução de uma mucosite aguda e grave com grave desconforto e o elevado risco de infecção fatal. Izutsu et al descobriram que a perda da função da barreira epitelial e o aumento da permeabilidade vascular resultam num aumento acentuado da concentração de albumina em toda a saliva expectorada. A secreção parotídea não é afectada; daí que a elevação seja de origem puramente local. O aumento da albumina sempre precedeu a estomatite e pode ser um preditor útil do problema clínico. A monitorização da albumina salivar inteira é útil para estabelecer horários de tratamento para protocolos de quimioterapia que têm a estomatite como factor limitativo no tratamento.[52]

SALIVA EM TESTES DE ACTIVIDADE DE CÁRIE

A saliva recolhida por expectoração contém uma representação justa das espécies bacterianas e fúngicas que revestem os dentes, a língua e as membranas mucosas. Cultivando um volume conhecido de saliva (em várias diluições) em meios selectivos, pode ser feita uma determinação quantitativa de organismos específicos. Contagens de Streptococcus mutans e Lactobacilli estão a ser empregadas para identificar crianças em alto risco de cárie no esmalte e adultos mais velhos susceptíveis à cárie superficial das raízes.

A actividade cárie refere-se ao incremento das lesões activas, incluindo lesões novas e recorrentes que ocorrem durante um período de tempo determinado. A saliva tem sido utilizada em vários testes de actividade de cárie.

Contagem da colónia Lactobacillus:

Este teste mede o número de bactérias acidúricas na saliva do paciente. Um meio selectivo, pH 5,0, que favorece o crescimento de lactobacilos acidúricos mas não exclui completamente o crescimento de outros organismos relativamente acidúricos, é a base do teste.

As condições ácidas associadas à cárie favorecem o crescimento de lactobacilos Por conseguinte, os lactobacilos florescem onde se encontram lesões cariosas e podem mesmo ser considerados patogénicos para a doença, pelo menos para lesões coronais extensas. A contagem salivar representa o número de lactobacilos derramados de áreas retentivas e cariosas dos dentes. Quando as lesões são restauradas, os locais localizados de crescimento dos lactobacilos são eliminados e a contagem de salivares é reduzida.

5-10ml de saliva inteira, estimulada por cera de parafina mastigável, é recolhida numa garrafa esterilizada. A amostra é cuidadosamente agitada e uma alíquota de 1ml é removida e diluída em etapas de série 10 vezes num caldo preparado a pH 5,0. A saliva diluída é cuidadosamente misturada, e 0,1 ml de cada uma das diluições do caldo de saliva é pipetada para uma placa de ágar selectiva. A suspensão é espalhada uniformemente sobre a placa de ágar com uma vareta dobrada e incubada a 37Cº. Após incubação durante 4 dias, o número de colónias identificadas como lactobacillus é contado utilizando um contador de colónias equipado com luzes brilhantes e uma grande lupa. As placas que são escassamente cobertas com colónias individuais são seleccionadas para contagem. O número de lactobacilos por mililitro de saliva é calculado multiplicando o número de colónias na placa pelo factor de diluição. Os resultados são então interpretados da seguinte forma:

Número de lactobacillus / ml de saliva	Actividade de cárie
0-1000	Pouco ou nenhum
1000-5000	Ligeiro
5000-10,000	Moderado
10.000 e acima	Marcado

Um método simples, Dentocult (Orion Diagnostica, Helsínquia, Finlândia), para estimar os níveis salivares de lactobacilos e outros microrganismos acidúricos foi introduzido como um kit auto-contido com um prazo de validade de pelo menos 1 ano. Este sistema simplificado e pré-embalado de cultura selectiva é facilmente adaptado para uso em escritório e não requer equipamento especial. Como o método Dentocult é altamente prático e pode também ser facilmente compreendido pelo paciente, é um teste adequado para ser utilizado num consultório dentário ou em estudos de campo para a estimativa da contagem de lactobacilos salivares. A pá de plástico, que é revestida com meio de ágar selectivo em ambos os lados, está ligada a uma tampa de rosca. A lâmina é fixada no seu próprio tubo para armazenamento e incubação. Cada embalagem do fabricante inclui dez recipientes de ensaio, rótulos e instruções fáceis de seguir.

Como os lactobacilos não são provavelmente essenciais para o início de uma lesão, os seus níveis na saliva reflectem o número de lesões existentes e as condições ácidas na boca.

Teste colorimétrico do Snyder:

O teste colorimétrico simples concebido por Snyder (1951) baseia-se na taxa de produção de ácido quando uma amostra de saliva estimulada é inoculada num meio contendo glucose e ágar, pH 4,7-5. O meio contém um indicador de cor, verde bromocresol, que muda de azul-verde a pH 4,7-5,0 para amarelo a pH-4. Este teste estima essencialmente o número de organismos acidúricos e acidogénicos na saliva.

0,2 ml de saliva estimulada recolhida pela parafina de mascar antes do pequeno-almoço é cuidadosamente misturada com 10 ml de ágar derretido contendo meio num tubo de ensaio

(arrefecido a 50Cº), deixada a solidificar, e depois incubada a 37Cº.   O
A quantidade de ácido produzida pela flora acidogénica oral é detectada pelas alterações no indicador de pH, e é comparada com um tubo de controlo não inoculado após 24, 48 e 72 horas de incubação.

O teste de Snyder sugere que o potencial ambiental para o desenvolvimento de cáries está presente; resultados negativos sugerem um baixo desafio ambiental mas são difíceis de alcançar em indivíduos com uma elevada frequência entre os lanches das refeições.

Interpretação do teste Synder

	Tempo (horas)		
	24	48	72
Cor	Amarelo	Amarelo	Amarelo
Actividade de cárie	Marcado	Definido	Limitado
Cor	Verde	Verde	Verde
Actividade de cárie	Continuar o teste	Continuar Teste	Inactivo

Níveis de Streptococcus mutans na saliva:

O Streptococcus mutans está associado a um elevado risco de iniciação de cárie coronal e à presença de lesões superficiais lisas incipientes. A frequência de isolamento de Streptococcus mutans é elevada antes da iniciação de lesões, ao contrário dos lactobacilos, que têm uma previsão para lesões cariosas existentes. Este teste mede o número de colónias de Streptococcus mutans - formando unidades por unidade de volume de saliva.

Um método relativamente simples e eficaz de amostragem foi desenvolvido por **Kohler e Bratthall.** É útil em estudos epidemiológicos, é adaptável para crianças pequenas das quais é difícil obter amostras convencionais de saliva, e está correlacionado com métodos que empregam saliva estimulada directamente. A amostragem de organismos é obtida através do uso de espátulas de madeira (lâminas de língua), que são depois pressionadas contra Streptococcus mutans MSB selectivos em pratos especiais de Petri.

A amostragem de bactérias da cavidade oral é realizada com uma espátula de madeira de 1,8 cm de largura. Após estimulação com parafina, é introduzida na boca cerca de 3 cm de comprimento da espátula e invertida 10 vezes para a contaminar com saliva. Quando a espátula é retirada da boca, qualquer excesso de saliva é limpo contra os lábios fechados. Cada lado da espátula é então pressionado contra a superfície ligeiramente convexa da MSB em placas de Petri de contacto descartáveis. As placas de ágar são incubadas a 37Cº durante 48 h em 95% N_2 - 5% CO_2. Na verdade, há CO_2 suficiente no ar expirado para excluir a necessidade de misturas especiais de gases N-CO_{22}.

Um dentista pode simplesmente "explodir" um saco de plástico contendo as placas inoculadas e selá-lo. Os níveis de Streptococcus mutans superiores a 10/ml[5] de saliva são geralmente indicativos de um desafio cariogénico inaceitável. Os Streptococcus mutans, quando implantados, permanecem localizados no local de implantação e não se espalham facilmente para outras áreas. A colonização de uma nova superfície não ocorre facilmente a menos que o nível de Streptococcus mutans na saliva atinja um valor crítico de cerca de $4,5 \times 10^4$ por ml para superfícies lisas e cerca de 10^3 para fissuras oclusais.[5]

Mas a saliva está bem adaptada à protecção contra a cárie dentária. A capacidade tampão da saliva, a capacidade da saliva de lavar a superfície dentária, de limpar bactérias, e de controlar a desmineralização e mineralização; as actividades antibacterianas da saliva; e talvez outros mecanismos contribuam todos para o seu papel essencial na saúde dos dentes.

<u>SALIVA EM CIÊNCIAS FORENSES</u>

A análise de ADN foi recentemente introduzida na medicina forense e dentária e é agora frequentemente utilizada na identificação de indivíduos. Em casos forenses, o ADN pode ser obtido a partir de vários locais como as unhas da vítima, sangue, sémen ou pele arranhada do suspeito e também saliva.

A saliva é uma forma simples, indolor e não rádica de obter ADN. Constitui uma alternativa às amostras de sangue quando um grande número de amostras de controlo devem ser comparadas por investigações de ADN.

São diferentes as técnicas de amostragem para obter amostras de saliva:

1. Esfregaço de lã de algodão

2. Papel de filtro

3. Saliva líquida

As mordidas humanas em casos de homicídio, agressão sexual e abuso são frequentemente distorcidas devido à elasticidade e curvatura da pele. A comparação física de uma marca de mordedura com os dentes de um suspeito é por vezes difícil. A saliva, que normalmente é depositada durante a mordedura, pode ser recolhida e analisada para identificar o perpetrador. O melhor método de recuperação da saliva da pele humana antes de extrair o ADN genómico do substrato de recolha é a utilização de cotonete e de um novo método referido como "***Método do Duplo Cotonete***". Neste método, a amostra é primeiro obtida através de um esfregaço de algodão húmido seguido de um esfregaço de algodão seco. O método é muito eficaz; a recuperação do

ADN é significativamente mais elevada com o método da zaragatoa dupla em comparação com o método da zaragatoa simples ou com o método do papel de filtro.

Sweet D e Shutler GG(1999) relatou um caso em que a análise do ADN da amostra de saliva obtida a partir de uma lesão com padrão pela Técnica de Duplo Esfregaço que foi descoberta e determinada como sendo de dentes humanos adultos no peito de um corpo feminino que foi recuperado após aproximadamente 5,5 h num rio com corrente lenta que ajudou no rastreio dos suspeitos e desempenhou um papel importante na obtenção da resolução do caso. Recomendavam que os investigadores procedessem regularmente à recolha de ADN salivar em casos de marcas de mordedura, mesmo quando se pensava que a quantidade era mínima.[16]

Sweet D e Hildebrand D (1999) relataram um crime resolvido em que numa amostra de ADN obtida a partir da saliva recuperada de uma marca de mordedura de alta qualidade que foi descoberta num pedaço de queijo amarelo encontrado no local de um crime pela Double Swab Technique ajudou a resolver o mistério. A polícia tinha congelado o queijo durante 10 dias após a recuperação e antes de o submeter ao laboratório para testes. Salientaram a importância de a) considerar sempre as marcas de mordidas humanas como provas físicas e biológicas, e b) tentar a recuperação do ADN em qualquer caso em que possam estar presentes vestígios minúsculos de saliva, mesmo em situações que envolvam alimentos ricos em bactérias.[75]

A saliva pode estar presente em várias áreas de uma cena de crime como no cano da arma, nas mãos do suspeito, nas mordaças e nas roupas. Para que o ADN seja extraído da saliva, a área onde a saliva está presente tem de ser delineada. Isto é chamado **"Saliva Stain Mapping" (Mapa de Manchas de Saliva)**. Foram experimentados vários métodos para o mapeamento de manchas de saliva:

O iodo de Lugol pode ser utilizado para demonstrar a sua localização e forma nos artigos e outro site. Funciona com base em dois princípios: A enzima amilase presente na saliva quebra ligações 1-4aglucosídicas de amido para produzir oligossacarídeos. O iodo forma complexos roxos com amido, mas é incolor com açúcares simples. Inicialmente, a solução de amido é preparada dissolvendo 1gm de amido em 250ml de água de destilação e fervendo-o para dissolver. Depois, um papel de filtro é mergulhado e seco rapidamente por ar forçado. Agora este papel é pressionado firmemente contra a área suspeita de ter saliva e é mantido no lugar durante 20mins. O bordo do papel de filtro é traçado sobre o pano ou o que quer que seja. Mais tarde, o papel de filtro é removido e colocado numa câmara de humidade e deixado secar ou é seco ao ar rapidamente.

O iodo de Lugol é preparado dissolvendo 10gm de iodeto de potássio em 100ml de água, seguido de 5gm de cristais de iodo. Todo o papel de filtro é pulverizado com 1% de solução de iodo de

Lugol em água. As áreas que não foram digeridas por amilase aparecerão roxas instantaneamente porque o iodo não mancha os oligossacarídeos. Se não houver amido numa área, esta aparecerá branca. Esta área branca determina a localização e a forma da mancha de saliva. (www.calicopress.com)

Soukos NS et al (2000)[76]descreveram um método não invasivo para detectar saliva seca na superfície da pele por espectroscopia de fluorescência. Dissolveram as amostras de esfregaço retiradas da saliva seca em solução de 0,1M Kcl e obtiveram espectros de emissão da solução que se caracterizava por um máximo aprincipal de 345-355nm com excitação a 282nm. Este perfil de fluorescência da saliva era semelhante ao obtido a partir de amostras aquosas de amilase pura e triptofano. Acreditavam que a presença do pico de emissão a 345-355nm com excitação a 282nm poderia fornecer uma forte indicação presuntiva de deposição de saliva.

Os cientistas forenses podem recuperar saliva suficiente de um selo postal para identificar a pessoa que lambeu o selo. A análise dos vestígios de saliva deixados nos carimbos e envelopes pode fornecer uma valiosa fonte de provas. O ADN pode ser isolado de células epiteliais deixadas para trás na saliva. As pessoas deixam entre 2-10pl de saliva nos selos de correio. Será então possível extrair cerca de 1-50ng de ADN por carimbo. Os carimbos devem ser extraídos preferencialmente pelo método fenol/clorofórmio. Um processo de purificação utilizando centricons é um meio eficiente para reduzir a inibição.[77]

Foi desenvolvido um método utilizando o QIAampDNA® Mini Kit em combinação com uma coluna QIAshredder™ para facilitar o isolamento rápido do ADN destas fontes. Após incubação nocturna em tampão de proteinase K e lise, pequenos pedaços de abas de envelope ou selos foram passados através de uma coluna QIAshredder spin antes de as amostras serem processadas utilizando o protocolo QIAamp DNA Mini. O ADN isolado foi amplificado por uma PCR multiplex e foram obtidos perfis de ADN completos a partir de várias amostras. O isolamento do ADN a partir de quantidades muito pequenas de material biológico, como a saliva em pedaços maiores de material portador, pode ser problemático, especialmente quando o material portador é altamente absorvente. O ADN isolado de 32 pontas de cigarro recolhidas 16 anos antes no local de um crime foi analisado por tipagem por PCR. A utilização do QIAshredder em combinação com o QIAamp DNA Mini Kit permitiu a remoção eficaz do material de transporte após a lise da amostra, sem perda extensa de ADN. Vinte e oito das 32 pontas de cigarro recolhidas no local do crime foram tipadas com sucesso em múltiplos loci de PCR. O ADN das pontas de cigarro foi atribuído a três pessoas; 6 pontas foram combinadas com o suspeito, 5 com a vítima, e 17 com uma terceira pessoa desconhecida.[78]

Tecnologia PCR:

A tecnologia que permite que pequenas quantidades de ADN salivar sejam examinadas com tal detalhe é um procedimento chamado reacção em cadeia da polimerase, ou PCR. A PCR pode ser utilizada para replicar pequenos pedaços de ADN um bilião de vezes, e com tal precisão que pequenas diferenças na estrutura genética são facilmente distinguíveis em testes laboratoriais. O método é tão sensível que um mililitro de saliva (aproximadamente 1/5 colher de chá) produz ADN suficiente para fazer mais de cem testes separados. Normalmente, a técnica de PCR multiplex é utilizada para a análise do ADN salivar.

Embora a saliva tenha o potencial de revelar variações em qualquer gene cuja sequência seja conhecida, ainda não está provada a sua aplicação universal. O ADN na saliva provém de muitas fontes, incluindo sangue, células de tecidos, e ADN não humano de bactérias e partículas alimentares. Cada gene humano terá de ser validado para uma identificação PCR precisa - e o número de genes relacionados com a doença que foram identificados está a crescer rapidamente.

AVALIAÇÃO DA FUNÇÃO DAS GLÂNDULAS SALIVARES

A.XEROSTOMIA

A importância da saliva nunca é tão clara como quando há muito pouca ou nenhuma. Há um impacto dramático na saúde oral, bem como um nível de desconforto e incómodo que afecta negativamente a liberdade pessoal e a sensação de bem-estar.[38]

A hipofunção da glândula salivar pode passar despercebida pelos pacientes e pelos profissionais, porque a percepção subjectiva da boca seca nem sempre está correlacionada com a evidência objectiva da hipofunção salivar e vice-versa. Por conseguinte, é imperativo incluir a avaliação da glândula salivar como parte de cada prática. Caso contrário, os praticantes podem ser confrontados com as consequências da boca seca que conduzem a abordagens terapêuticas em vez de preventivas.[38]

Tendo em conta os efeitos na qualificação da vida em geral, e os efeitos potencialmente desastrosos nos planos de tratamento restaurativo em particular, a profissão dentária deve reconhecer a necessidade e o valor de incluir uma avaliação da função salivar em cada novo exame dentário, bem como as observações em curso durante o tratamento e a recolha. [38]A gestão pode incluir hidratação, profilaxia oral regular em casa e profissional e terapia de fluoreto; aconselhamento médico nutricional, farmacoterapêutico e emocional; e estimulação e substituição salivar conforme indicado.[38]

Xerostomia significa "Boca Seca". É um sintoma. Não é sinónimo de doença da glândula salivar e não é um indicador fiável de hipofunção salivar. Por conseguinte, não deve ser usado como diagnóstico. Deve ser feita a distinção entre o sintoma de secura oral, sinais de disfunção salivar e diagnóstico específico de doenças salivares e o termo "Xerostomia" deve ser reservado para a descrição da impressão subjectiva de secura oral.[79] Estima-se que é necessário reduzir em 50% a secreção salivar antes que a xerostomia se torne aparente.[80]

Definição:

A xerostomia é definida como uma queixa subjectiva de boca seca que pode resultar de uma diminuição na produção de saliva.[80,81]

Billings RJ et al (1996) [82]estudaram a ocorrência de xerostomia em 710 adultos saudáveis com idades entre 19-88 anos e demonstraram que a xerostomia era mais comum nas mulheres do que nos homens e ocorreu apenas a partir dos 50 anos de idade. Mas as queixas de xerostomia eram mais comuns em adultos mais jovens do que em pessoas mais velhas, sugerindo que estes experimentam mais secura oral do que as pessoas mais velhas quando o fluxo salivar é baixo.

Causas da xerostomia:

Xerostomia ou boca seca na maioria dos casos, mas nem todos os casos estão relacionados com reduções na produção salivar. As causas mais comuns de hipofunção salivar são medicamentos, tratamentos médicos e doenças sistémicas.

Medicamentos:

Existem mais de 500 medicamentos que relatam a xerostomia como efeito secundário. Mas apenas um pequeno número de medicamentos resulta numa salivação realmente reduzida. Embora a causa em muitos casos não seja conhecida, é possível que os medicamentos induzam alterações no conteúdo proteico da saliva, podendo influenciar a percepção da boca seca. Os medicamentos que reduzem directamente a função salivar incluem antidepressivos tricíclicos, anti-histamínicos, anti-hipertensivos e diuréticos. O risco de xerostomia aumenta com o número de fármacos que são tomados. Por conseguinte, a população geriátrica é mais susceptível de ser afectada.

RigmorPersson et al (1991)[83]demonstraram uma redução de até 40% na taxa de fluxo salivar estimulado em pacientes que tomam pelo menos 1 tipo de medicação xerostómica. Mas não observaram redução adicional significativa da taxa de fluxo salivar estimulado no aumento da utilização de até 4 medicamentos indutores de xerostomia diferentes. Observaram uma fraca correlação positiva entre a idade dos sujeitos e a taxa de fluxo salivar e sugeriram que a taxa de fluxo salivar total estimulada é influenciada mais por factores como a medicação do que pelo envelhecimento. Na maioria das vezes, os pacientes utilizavam agentes psicotrópicos e diuréticos.

Wu Ava J et al (1993)[26]mostraram uma diminuição estatisticamente significativa das taxas de fluxo salivares submandibulares estimuladas e não estimuladas em doentes que tomam 1/m mais medicamentos ou estão a ser tratados para doenças 1/m mais sistémicas quando comparadas com as taxas de fluxo parotídeas, demonstrando que a glândula submandibular é mais susceptível a permutações externas/fisiológicas do que a glândula parótida. Assim também, as taxas de fluxo salivares não estimuladas aproximam-se rapidamente de zero na presença de medicações e doenças crescentes.·

MahvashNavazesh et al (1996) [84]relataram uma diminuição em todas as taxas de fluxo salivares em todas as pessoas com desordens sistémicas que tomaram medicamentos e entre as pessoas com pelo menos uma desordem sistémica que foram medicadas durante mais de 2 anos. O seu estudo revelou taxas de fluxo mais elevadas para os homens quando comparados com as mulheres na contabilização tanto das doenças sistémicas como dos medicamentos (provavelmente devido ao tamanho das glândulas e ao grau de diferenças de hidratação). Sugeriram que a função da glândula salivar é afectada pelo número de desordens sistémicas, assim como pela presença e duração da ingestão de medicamentos potencialmente xerogénicos que levam à hipo secreção salivar.

Observa-se uma redução significativa do fluxo salivar total estimulado (Secreção) nos doentes que utilizam diuréticos para o tratamento da hipertensão. O mecanismo de acção exacto não é conhecido e também não se conhece a acção de medicamentos individuais uns sobre os outros que reduzem a taxa de fluxo salivar. Isto aumenta o risco de cáries e doenças periodontais em doentes hipertensos, com medicamentos anti-hipertensivos.[85]

Hanna Pajukoshi et al (2001)[86]relataram63% dos doentes hospitalizados (80 anos) que sofriam de boca seca e 13% com a boca a arder. Encontraram que a boca seca era mais prevalente em pacientes hospitalizados, que consumiam vários fármacos diariamente e não foi encontrada qualquer associação com o sintoma de boca em chamas. Os dois sintomas nunca apareceram simultaneamente.

O Xerostomia pode também ser a acção pretendida de um medicamento como os agentes parassimpatolíticos (atropina) ou o efeito secundário anticolinérgico com medicamentos como os antidepressivos[55,93] tricíclicos. Os fármacos associados à xerostomia são:

Categoria	Nome genérico	Nome comercial
Agentes anticolinérgicos	Atropina Belladonna	Atroísta, Lomotil Donnatal
Antidepressivo e Antipsicótico Agentes *Inibidores selectivos de recaptação de serotonina* *Antidepressivo tricíclico* *Antidepressivos heterocíclicos* *Inibidores de monoamina oxidase* *Antidepressivos atípicos*	Citalopram Amitriptilina Imipramina Pimozide bupropiona	Celexa (genérico) Tofranil Orap Wellbutrin, Zyban
Agentes diuréticos	clortiazida furosemida	Diuril Lasix
Agentes anti-hipertensivos	Captopril Clonidina	Capoten Catapres
Agentes sedativos e ansiolíticos	Alprozolam Diazepam	Xanax Valium
Agentes relaxantes musculares	Ciclobenzaprina Orphenadrine	Flexeril Norflex
Agentes analgésicos Opoids NSAIDs	Codeine Metadona Ibuprofeno Naproxen	(genérico) Demerol Advil Aleve
Anti-histamínicos	Clorfeniramina	Chlor-Trimeton

***Terapia por radiação*:**

A radioterapia das regiões da cabeça e pescoço utilizada como modalidade de tratamento para tumores primários e recorrentes pode ferir glândulas salivares maiores e menores levando à atrofia dos componentes secretores resultando em vários graus de xerostomia temporária / permanente. Em doses superiores a 52 Gy, os danos nas glândulas salivares são normalmente permanentes. A disfunção salivar pode também resultar de fontes internas de radiação como o tratamento do carcinoma da tiróide com Iodo radioactivo (I^{131}) causando tanto a hipofunção salivar transitória como a hipofunção salivar crónica.[87,122]

A magnitude da redução do fluxo salivar está principalmente relacionada com a dose de radiação e a quantidade de tecido das glândulas salivares incluída nos campos irradiados a determinada por um estudo transversal na universidade do Texas MD Anderson cancer center.[89]

Doenças Sistémicas:

Muitas doenças sistémicas provocam disfunções salivares e xerostomia. Entre as mais proeminentes encontra-se a síndrome de Sjogren. A xerostomia associada à síndrome de Sjogren primária e secundária tem sido atribuída à infiltração linfocítica progressiva que destrói gradualmente os ácinos secretores das glândulas salivares maiores e menores ou devido a uma inibição dos estímulos nervosos das glândulas, levando à perda da função glandular. As glândulas salivares menores são afectadas em primeiro lugar.[87,79]

Outras doenças sistémicas com envolvimento salivar incluem fibrose cística, sarcoidose, diabetes mellitus mal controlada, hipertensão, distúrbios da tiróide e depressão.

Leo Sreebny L et al (1989) [90]estudaram 529 pacientes externos adultos e encontraram uma relação significativa entre a sensação de xerostomia e os sintomas de olhos secos, pele seca, garganta seca e visão desfocada na proporção de 4:1; assim também uma forte associação com prurido vaginal, ardor e candidose. Sugeriram que a xerostomia pode servir como indicador de xerostomia generalizada (uma secura anormal da pele, membrana mucosa e conjuntiva). Encontraram uma correlação positiva da preveligia da xerostomia com o número total de fármacos tomados. Também encontraram uma correlação significativa de xerostomia e diabéticos e doentes hipertensivos devido a alterações na circulação, disfunção autonómica, desidratação e diurese osmótica, destruição do parênquima). Os autores sugerem que a xerostomia não é um sintoma solitário e os dentistas de medicina dentária geral devem investigar activamente as exocrinopatias generalizadas.

Hannah Ben-Aryeh et al (1993) [91]observaram um fluxo salivar significativamente reduzido em doentes com LES não relacionados com a queixa subjectiva de Xerostomia.

Charles F. Streckfus et al (1994)[92]sugeriram que a hipertensão per se não tem influência nas taxas de fluxo salivares estimuladas da parótida em outras pessoas sãs, idosas e não medicadas. Ele comparou as taxas de fluxo parotídeas estimuladas em idosos normotensos, hipertensivos não medicados e hipertensivos controlados com hidroclorotiazida e encontrou uma redução estatisticamente significativa da taxa de fluxo parotídea estimulada em doentes hipertensivos controlados medicados quando comparado com os outros 2 grupos sem diferenças significativas

nas taxas de fluxo entre sujeitos normotensos e hipertensivos descontrolados.

VidyaSankar et al (2002) [93]notaram uma correlação inversa entre o fluxo salivar e pacientes com inxerostomia de DBP elevada e sugeriram que a disfunção autonómica só pode desempenhar um papel local na causa / potencialização da diminuição da função salivar (em vez de afectar sistemicamente a BP) através de mediadores imunes/inflamatórios como citocinas (TNFa e IL1), quimiocinas/radicais livres.

Doença sistémica:

Há muitas condições que podem envolver as glândulas salivares ocasionalmente, como se segue: Diabete, cirrose biliar primária, vasculite, hepatite crónica activa, SIDA, transplante de medula óssea, doença do hospedeiro do enxerto v/s, diálise renal, demência do tipo Alzeheimer, doenças neurológicas (paralisia de Bell, paralisia cerebral, Parkinsonismo).

JukkaMeurman et al (1998) [94]estudaram a taxa de fluxo e os constituintes orgânicos da saliva inteira em relação à função nervosa autonómica em 45 pacientes com NIDDM e descobriram que o NIDDM não causava hipofunção salivar per se mesmo que o controlo glicémico não fosse satisfatório, mas o efeito dos medicamentos xerogénicos era mais forte no fluxo salivar em pacientes com NIDDM e pode ser devido aos efeitos da disfunção nervosa autonómica na regulação da secreção salivar.

Elisa M. Chavez et al (2000)[95]investigaram os efeitos da diabetes e do controlo glicémico sobre a função salivar numa população mais velha com uma faixa etária de 54-90 anos. Observaram uma diminuição estatisticamente significativa das taxas de fluxo parotídeo estimulado em pacientes com diabetes mal controlados, com taxas de fluxo parotídeo estimulado e não estimulado mais baixas em pacientes que tomam medicamentos xerostómicos.

Mas não encontraram aumento das queixas de xerostomia nos seus pacientes com idade crescente.

Elisa Chavez M et al (2001)[96]estudou (longitudinalmente) 39 pacientes, com diabetes tipo II e opinou que a idade, sexo e duração da doença não eram preditores significativos das taxas de fluxo salivares. As taxas de fluxo salivares estimuladas da parótida foram significativamente reduzidas em doentes diabéticos mal controlados do que em diabéticos moderadamente controlados, mas não tinham queixas xerostómicas mais subjectivas. Os autores pretendem que as neuropatias autonómicas possam diminuir a capacidade de responder a um estímulo salivar ou a uma alteração microvascular possam comprometer a capacidade das glândulas salivares de responder à estimulação neural ou hormonal em pessoas com diabetes mal controlada através de um mecanismo semelhante à neuropatia diabética indolor associada a úlceras do pé. As alterações da mucosa oral e do barorreceptor podem também contribuir para uma diminuição da percepção da xerostomia nos diabéticos mais velhos, tornando-os vulneráveis aos efeitos orais e sistémicos adversos da diminuição do fluxo salivar.

A Xerostomia é relatada em 45-60% das pacientes que desenvolveram doença crónica de enxerto v/s hospedeiro após terem sido submetidas a transplante alogénico de osso estreito; também como uma complicação dos implantes mamários de silicone. Os doentes submetidos a hemodiálise desenvolvem xerostomia devido aos fármacos utilizados para tratar doenças renais. A ansiedade aguda / depressão / stress causam xerostomia devido à estimulação simpática predominante durante tais períodos, levando a uma secreção[87] salivar esparsa e mais viscosa.

A infecção com VIH tem sido associada ao aumento da parótida e xerostomia. Navazesh M et al (2000)[117]investigaram a preveligia da xerostomia e da hipofunção da glândula salivar em mulheres seropositivas e em risco de seronegativas e descobriram que a xerostomia e a hipofunção da glândula salivar era significativamente mais elevada em mulheres seropositivas em comparação com o grupo de mulheres seronegativas em risco. Assim também, houve uma associação significativa de contagem de células CD4 com xerostomia e hipofunção da glândula salivar em mulheres seropositivas indicando uma associação definitiva da natureza das alterações da glândula salivar com a progressão da infecção. Assim, é imperativo fazer o rastreio de rotina dos doentes infectados com VIH para a hipofunção da glândula salivar, a fim de prevenir complicações associadas.

Envelhecimento:

Os dados sugerem que um em cada 7 pacientes adultos pode sofrer de algum grau de hipofunção salivar. É mais frequentemente observado em indivíduos mais velhos (40% nas pessoas com mais de 65 anos). Mas está presente em adultos de todas as idades, por exemplo, cerca de 15% dos indivíduos de 18-24 anos de idade queixam-se de xerostomia. A xerostomia não é resultado de um envelhecimento normal e a função salivar é bem preservada ao longo da vida em indivíduos saudáveis. A produção e composição da glândula parótida são estáveis durante[79] toda a vida humana.

Xerostomia com diminuição da boca inteira e saliva da glândula parótida juntamente com outras complicações orais como o desejo por doces fortes, uma preferência por hidratos de carbono, actividade muscular facial reduzida com sulcos profundos na testa em pacientes com mais de 65 anos de idade que sofrem de depressão tardia.[97]

Caplan DJ et al (1996)[98]relataram uma redução significativa nas taxas de fluxo salivar estimulado de 1m/min. ou menos em pacientes com 65 anos ou mais que perderam 41% dos dentes num seguimento de 3 anos e sugeriram que o fluxo salivar comprometido está relacionado com a perda de dentes devido ao aumento da susceptibilidade à cárie dentária e/ou doença periodontal e, portanto, deve ser considerado na gestão e prevenção de doenças orais.

Kazunori Ikebe et al (2002)[34]relataram uma associação significativa entre a percepção do fluxo salivar e a hipofunção da glândula salivar à capacidade de mastigação subjectiva e satisfação com a degustação de alimentos. Enfatizaram a necessidade de avaliar a capacidade de mastigação e os testes de degustação juntamente com a medição do fluxo salivar durante a concepção de programas de prevenção ou de adultos mais velhos.

AVALIAÇÃO DA XEROSTOMIA

A avaliação do paciente com xerostomia deve ser realizada de forma sistemática. Os objectivos são documentar a função salivar e determinar, se possível, a causa de qualquer disfunção encontrada. Os resultados desta avaliação fornecem orientações para o desenvolvimento de um plano de gestão racional e abrangente.

NavazeshMahvash (2003) descreve uma série de passos clínicos que, se seguidos correctamente, podem ajudar na detecção precoce da hipofunção da glândula salivar e na prevenção das suas graves complicações.

1) A principal queixa do doente e o seu historial de doença:

Independentemente da queixa que leva o paciente ao consultório dentário, devem ser feitas as seguintes perguntas para ajudar a identificar pessoas com, ou em risco de desenvolver hipofunção da glândula salivar [81,79]

1. A quantidade de saliva na sua boca parece ser demasiado pequena, demasiado grande ou não se apercebe dela?

2. Tem alguma dificuldade em engolir?

3. A sua boca fica seca quando come uma refeição?

4. Bebe líquidos para ajudar na deglutição de alimentos secos?

Uma resposta "sim" a "muito pouca saliva" na primeira pergunta é uma indicação de saliva reduzida não estimulada. Uma resposta "sim" a qualquer uma das três últimas perguntas é uma indicação de saliva reduzida e estimulada. Estas perguntas podem ser usadas para identificar pacientes que estão actualmente assintomáticos, mas que correm o risco de desenvolver complicações de redução da secreção de saliva.

Sreebny et al (1988) examinaram 529 sujeitos e sugeriram que a Xerostomia e 3 abaixo mencionados sintomas associados é um indicador fiável da hipofunção da glândula salivar. Os médicos e dentistas devem examinar rotineiramente os seus pacientes para detectar a presença destes sintomas.

1. Necessidade de fazer algo para manter a boca húmida.

2. Necessidade de sair da cama à noite para beber água.

3. Dificuldade com a fala.

4. Necessidade de manter os fluidos à beira da cama.

5. Problemas com o paladar.

6. Dificuldade em mastigar frutos secos.

7. Sensações de queimaduras e formigueiros na língua.

8. Presença de fissuras / fendas nos ângulos dos lábios.

9. Dificuldade em engolir

Alguns dos **sinais do tell-tale que** o dentista deve saber sobre a hipofunção da glândula salivar numa instalação privada são:

- Observa casos em que os rolos de algodão colocados na boca de um paciente parecem secos ou pouco húmidos após a remoção?

- Tem casos em que os seus dedos com luvas ou instrumentos tendem a aderir aos tecidos orais do paciente?

- Tem casos de problemas de dentadura que não podem ser atribuídos a desenho ou construção defeituosa?

- Tem casos com cáries constantemente recorrentes?

Para pacientes sintomáticos, é melhor documentar o início, frequência e gravidade do estado da boca seca. Uma escala visual analógica ou EVA pode ser utilizada para avaliar a gravidade na visita inicial e para avaliar a resposta do paciente à terapia recomendada em visitas subsequentes.[99]

SatishchandraPai et al (2001) desenvolveram um questionário de xerostomia visual analógica (EVA) com 8 perguntas para avaliar a validade e fiabilidade do diagnóstico clínico da disfunção das glândulas salivares através de uma dupla cruz cega sobre o estudo e pediram aos pacientes que os classificassem numa escala horizontal de 100mm. As perguntas foram as seguintes, com as opções dadas indicando os extremos:[88]

1. Avalie a dificuldade que sente em falar devido à secura

    Não é nada difícilMuito .... difícil

2. Avalie a dificuldade que sente em engolir devido à secura

    Não é nada difícilMuito .... difícil

3. Avalie a quantidade de saliva que tem na boca

    MuitoNenhum ....

4. Avalie a secura da sua boca

    Não está nada secoMuito .... seco.

5. Avalie a secura da garganta

    Não seca de todoVerydry

6. Classifique a secura dos seus lábios

    Não seca de todoVerydry

7. Avalie a secura da sua língua

    Não seca de todoVerydry

8. Avalie o nível da sua sede

    Não tem sedeVerythirsty

Os seus resultados sugerem que a utilização destes 8 itens de EVA pode ser útil na monitorização da disfunção salivar e da taxa de fluxo ao longo do tempo, especialmente em indivíduos que estão em risco de desenvolver xerostomia. Encontraram uma fiabilidade significativa para dificuldade de deglutição e secura dos lábios. Havia maior validade entre os itens de EVA e a saída submandibular do que a parótida sugerindo que o fluxo não estimulado tivesse o maior impacto na avaliação subjectiva da xerostomia num único ponto temporal.[100]

Os pacientes de boca seca demonstraram ter 4-5 vezes mais sintomas do que os indivíduos de boca húmida

Número de sintomas

Número total de Sintomas / assunto.	Grupos de loiças secas (n = 151)	Grupos de boca molhada (n = 378)
0 - 1	20%	80%
2 - 3	43%	18%
24	37%	2%
Número médio de sintomas / Assunto	4.3	0.7

II) História médica e revisão dos sistemas corporais:

A avaliação completa começa com uma história médica completa, incluindo uma descrição detalhada da natureza dos sintomas. Uma revisão dos sistemas corporais pode levar à detecção precoce e eventual diagnóstico de condições médicas (por exemplo, síndrome de Sjogren, diabetes, depressão) que podem levar à hipofunção da glândula salivar e às suas complicações.[75]

Deverão ser feitas perguntas específicas a respeito.[87,79]

■ Exposição às radiações ionizantes

■ Condições sistémicas conhecidas por estarem associadas a disfunções secretoras.

■ Uso de medicamentos

■ Frequência das infecções orais

■ Aumento das cáries.

■ Episódios do aumento da glândula salivar

■ Quando e durante que actividades está presente o sintoma de boca seca.

■ Secura associada de olhos, pele, nariz, garganta e vagina.

Ao rever o historial médico de um paciente, os dentistas devem ter em mente estes factos.

A secreção salivar é afectada pela natureza, gravidade, número e duração de uma variedade de desordens médicas e medicações.

As mulheres são mais susceptíveis do que os homens a certas condições médicas conhecidas que afectam a secreção salivar (por exemplo, síndrome de Sjogren, artrite reumatóide, esclerodermia, hipotiroidismo, depressão, distúrbios alimentares)

Os hábitos nutricionais e dietéticos, bem como as práticas de higiene oral, têm um impacto profundo no padrão e na gravidade das complicações orais da hipofunção das glândulas salivares.

· O tabaco, o álcool e as drogas recreativas podem afectar a qualidade ou a quantidade de saliva.

Mesmo na ausência de uma queixa de boca seca, os profissionais devem considerar os pontos acima referidos e antecipar o potencial de hiposalivação, bem como futuras complicações orais, se não for feita qualquer intervenção atempada.[99]

III) Exame clínico:

O exame físico da região oral e da cabeça e pescoço deve ser feito, com especial atenção aos sinais orais de hipofunção salivar observados anteriormente. A avaliação clínica deve incluir

- Impressão geral dos pacientes.

- Atenção especial à composição física e emocional do paciente (por exemplo, o paciente parece anoréctico, bulímico, deprimido, ansioso, subnutrido ou obeso, ou parece estar sob a influência de medicamentos)

- Avaliação das glândulas salivares incluindo documentação de qualquer uma das seguintes descobertas; aumento, sensibilidade à palpação, falta ou diminuição da saliva à palpação, saliva contaminada (com sangue ou pus) à palpação, papilas atrofiadas das condutas Stensen e Wharton, e ausência de uma piscina salivar. Capacidade de exprimir saliva dos orifícios glandulares com saliva expressa - clara, aguada e copiosa e não escassa ou viscosa (função de diminuição). Exsudado nublado como sinal de infecção bacteriana (devido a acreções mucóides e células epiteliais aglomeradas).

- Exame do tecido mole centrado na presença das seguintes condições:

- Mucosa seca, dessecada, atrofiada, fissurada, lobulada ou descolorada.

- Lábios para rachar, descascar e atrofiar. (**Sinal de batom:** A presença de batom / células epiteliais na superfície labial dos dentes anteriores maxilares[32])

- Lingua para vermelhidão e dépapilação. (**Sinal de lâmina de língua:** Colocar a lâmina de língua contra a mucosa bucal; quando a lâmina de língua é levantada, o tecido adere à lâmina de língua[32])

- Mucosa oral pálida e corrugada.

- Possível infecção fúngica geralmente candidíase eritematosa

- Exame do tecido duro centrado nas cáries tratadas e não tratadas, bem como a localização e gravidade das lesões cariadas novas e recorrentes.

Outras Avaliações de Diagnóstico:

A natureza da informação recolhida durante as etapas I a III ditará a necessidade de quaisquer outras avaliações. Será indicado um único teste ou uma combinação de testes de diagnóstico para estabelecer um diagnóstico final antes de se poder iniciar o planeamento do tratamento.[117]

Os testes suplementares que estão disponíveis são:

- Sialometria

- Imagem da glândula salivar

- Avaliação serológica

- Biópsia da glândula salivar.[80,102,31,79]

Avaliaçãoialométrica:

Pode ser uma ferramenta útil para os profissionais privados identificarem pacientes com doenças das glândulas salivares. Devem ser feitas medições objectivas da taxa de fluxo da saliva inteira em todos os casos em que se suspeite de hipofunção da glândula salivar. De facto, os valores de base devem ser obtidos para TODOS os pacientes.

A saliva não estimulada é mais fácil de recolher e mais rentável do que a recolha de saliva de uma glândula individual num consultório privado criado.

Fluxos de repouso e actividade de glândulas

Gland activity (Ml/min.)	Flow rate
All glands functional	0.4
25% loss of activity	0.3
50% loss of activity	0.2
75% loss of activity	0.1
1 non-functional parotid gland	0.36
2 non-functional parotid gland	0.32
1 non-functional SM/SL gland	0.25
2 non-functional SM/SL glands	0.10
1 non-functional parotid + SM/SL gland	0.21
2 non-functional parotid + 1 SM/SL glands	0.17

Para repouso, a sálvia inteira é cerca de 0,1 - 0,2 ml/min; para estimulada, saliva inteira, cerca de 0,5 - 0,7 ml/min. A recolha salivar feita por qualquer método com taxas de fluxo salivar inferiores a 0,1 ml/min não estimulado e 0,5-1 ml/min estimulado são considerados hipofuncionais na maioria das pessoas.

Navazesh et al (1992)[103]analisaram 71 indivíduos com taxas normais e baixas de fluxo salivar a fim de estabelecer um critério clínico para o diagnóstico da hipofunção das glândulas salivares e sugeriram, através de análises discriminatórias, que as provas de lábios secos, secura da mucosa bucal, falta de saliva à palpação das glândulas e DMFT total elevado podem ser utilizadas de forma fiável para a identificação desses indivíduos e apenas os pacientes com sinais positivos de todas as 4 medidas devem ser submetidos a um diagnóstico posterior. Identificaram taxas de fluxo salivares totais não estimuladas de 0,12 - 0,16 ml/min como um intervalo crítico para o diagnóstico de hipofunções das glândulas salivares.

Andy Wolff et al (2002)[104] propuseram uma técnica simples para determinar a hipofunção da glândula salivar através do estudo da perda de peso de um doce padrão de açúcar duro após 3 minutos de incubação passiva entre o dorso da língua e o palato. Pesar previamente 3g de todos os doces de sacarose é colocado entre a língua e o palato e o paciente é aconselhado a evitar a sucção activa do doce. 3 minutos depois, o doce é seco ao ar e pesado e pesado novamente após 2 horas adicionais de secagem no forno a 47C°. Escolheram um ponto de corte de

0,230g para a perda de peso dos doces para determinar a hipofunção das glândulas salivares, especialmente num grande número de inquéritos epidemiológicos de base populacional que incluem um grande número de indivíduos com hipofunção assintomática das glândulas salivares que podem ser encontrados entre indivíduos medicados.

Imagens das glândulas salivares:

Estudos especializados da anatomia da glândula podem ser obtidos, se indicado. A sialografia implica a introdução de material de contraste contendo iodo, que pode ser visualizado radiograficamente. A estrutura ductal das glândulas é bem visualizada. Esta é uma técnica útil para delinear certos tumores salivares, sialolitos e estrangulamentos e é útil no diagnóstico de condições inflamatórias.

A imagem de ressonância magnética mostra melhor o parênquima glandular e é valiosa no reconhecimento de alterações císticas / massas sólidas e é indicada em grandes glândulas salivares cronicamente aumentadas.

A <u>tomografia computorizada</u> fornece informação semelhante.

<u>Technetium pertechnetatescintigraphy</u> é uma medida dinâmica da glândula em função. O Technetium-99m, um radionuclídeo emissor de gama pura, é injetado por via intravenosa. As glândulas salivares transportam o tecnécio-99m da vasculatura, acumulam o radionuclídeo nas glândulas, e depois segregam-no na cavidade oral. Pode-se seguir a captação para as glândulas salivares e a secreção e acumulação de traçador na cavidade oral em imagens sequenciais. Esta secreção correlaciona-se com as capacidades salivares e pode ser utilizada como uma medida da função salivar. Os tempos para as fases de captação e secreção foram determinados em indivíduos saudáveis de controlo, e estes podem ser utilizados para comparação com pacientes de boca seca. É principalmente útil no diagnóstico da síndrome de Sjogren, que mostra uma rápida absorção e um atraso na secreção oral.[80,102,101,79]

Avaliação Serológica:

Os estudos laboratoriais de sangue podem ser úteis na avaliação da xerostomia, particularmente em casos suspeitos de síndrome de Sjogren. Marcadores não específicos de auto imunidade como anticorpos nucleares, factores reumatóides e um elevado ESR ou Anti-SS-A/Ro ou Anti-SS-B/La auto-anticorpos são contribuidores importantes para o diagnóstico definitivo. A amilase sérica é elevada na disfunção da glândula salivar e a determinação da isoenzima amilase permite o reconhecimento das contribuições salivares para as concentrações séricas totais.[79]

Biópsia das glândulas salivares menores:

O diagnóstico definitivo requer frequentemente o exame dos tecidos. Alterações histopatológicas envolvendo as glândulas salivares maiores e menores podem indicar condições locais ou sistémicas que afectam a secreção das glândulas salivares.

O local comum para uma biópsia das glândulas salivares menores é o aspecto interior de um lábio inferior. As alterações histológicas causadas pelas condições locais ou sistémicas podem ser reversíveis ou irreversíveis. Por exemplo, as alterações inflamatórias causadas pela maioria dos medicamentos xerogénicos são de natureza transitória e diminuirão de intensidade quando a medicação for descontinuada. Os médicos utilizam a intensidade da infiltração linfocítica das glândulas salivares menores como critério para o diagnóstico da síndrome de Sjogren. Os aglomerados de 50 linfócitos são referidos como focos; a presença de dois focos numa secção de 4 x 4 milímetros de tecido (obtidos através de uma biopsia) é considerada diagnóstico da síndrome de Sjogren.[94] A biópsia das glândulas principais requer uma abordagem extra-oral. Quando indicado, tal como para a avaliação de uma massa salivar distinta, deve ser tentada a aspiração com agulha fina. Se isto não produzir uma amostra adequada para diagnóstico, deve ser feito um procedimento aberto de biopsia. Em casos de suspeita de linfoma, a imunofenotipagem do tecido é essencial para o diagnóstico.

Gestão da Xerostomia

Uma gestão bem sucedida da xerostomia aborda cada aspecto da condição. Os objectivos são aliviar os sintomas, prevenir ou corrigir as sequelas de disfunção salivar, e tratar qualquer doença subjacente. A gestão deve ser adaptada ao diagnóstico específico e à gravidade da patologia. Embora alguns pacientes possam requerer apenas tranquilização e tratamento sintomático periódico, outros podem ter uma doença sistémica significativa, o que requer uma intervenção intensiva e uma terapia agressiva regular.

O tratamento pode ser dividido em 5 categorias principais.

1. Terapia preventiva.
2. Tratamento sintomático.
3. Estimulação salivar local / tópica
4. Estimulação salivar sistémica
5. Terapias de doenças específicas.

1. Terapia preventiva:

Os pacientes devem ser revistos frequentemente pelo menos de 4 em 4 meses, dependendo da gravidade dos problemas dentários.

■ Terapia tópica com flúor (sob a forma de enxaguamento/escova em formulários/ com a ajuda de transportadoras personalizadas) deve ser feito para controlar a cárie dentária e a frequência modificada de diária para semanal, dependendo da gravidade da disfunção. O regime de tratamento deve ser adaptado ao indivíduo e determinado com base na adequação observada do controlo da cárie.

■ A terapia antifúngica adequada deve ser instituída sempre que necessário.

■ Soluções remineralizantes podem ser utilizadas para aliviar alguns dos efeitos da perda da salivação normal, como a desmineralização.

2. Tratamento sintomático:

Os pacientes devem ser encorajados a beber água durante todo o dia para humedecer a cavidade oral, limpar os detritos da boca, facilitar a mastigação e formar bolos alimentares e melhorar a percepção gustativa.

A utilização de humidificadores do quarto, particularmente à noite, para aumentar a humidade ambiental pode diminuir o desconforto do paciente e melhorar o sono.

O uso de cremes hidratantes como o Aloevera/vitE deve ser encorajado.[101,79]

3. Estimulação tópica (mastigatória e gustativa) salivar:

Uma combinação de mastigação e sabor, tal como é fornecida pelas gengivas/mintas, pode ser eficaz em pacientes com pouca função salivar remanescente. Mas os produtos que contêm edulcorantes devem ser evitados.

Os estímulos eléctricos através do fornecimento de uma carga eléctrica de muito baixa tensão à língua e ao palato foram experimentados em poucos pacientes. Mas os ensaios clínicos estão ainda incompletos e não se notam grandes melhorias nos pacientes.[32]

Os alimentos azedos com sabor são potentes secretogogos. Mas a sua utilização prolongada pode desgastar os dentes e irritar a mucosa seca.[79]

Estimulantes salivares: Qualquer pastilha sem açúcar comercial / e pastilha elástica pode proporcionar alívio.

Pastilha elástica sem açúcar:
o Biotene Dry mouth gum (laclede, RanchaDominguez,California)
o Xylifresh (Leaf, Espoo, Finlândia)
o Rebuçados duros sem açúcar. (Escandinavos)
o Pastilhas Salix (naturais da Escandinávia,Perkasie,Pa)

W.M. Edgar (1998) [105]fez uma extensa revisão sobre a eficácia das gomas de mascar com substitutos do açúcar como o xilitol e o sorbitol concluiu que o uso habitual de gomas de mascar sem açúcar resulta num aumento da estimulação da saliva com o consequente aumento do poder tampão da placa e remineralização quando usadas após as refeições com aumento da função das glândulas salivares apenas com o uso prolongado intenso de gomas em sujeitos com uma baixa taxa de secreção. A utilização de pastilha elástica adoçada de xilitol em contraste com o sorbitol pode resultar numa resposta reduzida do pH da placa aos hidratos de carbono devido à inibição do crescimento e do metabolismo de S.mutans, causando uma diminuição da incidência de cáries.

Num ensaio de dupla ocultação realizado em 42 doentes com síndrome de Sjogren utilizando pastilhas contendo mucina no tratamento da xerostomia, Johannes S Graven et al (1993) [56]notaram um maior benefício em doentes com queixas graves do que em doentes com menos queixas com glândulas salivares menos afectadas e recomendaram o uso de pastilhas de mucina no tratamento dos sintomas orais em doentes com síndrome de Sjogren.

Substitutos da saliva / lubrificantes orais:

Estes géis, soluções/polímeros formulados em balcão têm múltiplos conteúdos incluindo carboximetil/hidroximetilcelulose, electrólitos e aromatizantes. Mas proporcionam alívio por um tempo limitado e melhor quando usados imediatamente antes da hora de dormir/ falar. A sua selecção deve ser baseada numa disponibilidade e preferência pessoal.

> Moi-stir (Laboratórios Kingswood Indianapolis).
>
> Mouth Kote (farmacêutica Parnel, Larkspur, Califórnia)
>
> Balanço oral (Laclede)
>
> Salivart (laboratórios Xenex coquitlam, British Columbia, Canadá) Xero-lube (colgate oral pharmaceutical, Cantan, Moss) [55.]

Os Moi-StikSwabstics (Wyvern Medical Limited) são apresentados em embalagens embrulhadas em folha de alumínio contendo três cotonetes em cada embalagem. O tamanho mínimo de encomenda é de 1 caixa contendo 50 pacotes. São pré-umedecidos com um suplemento salivar que consiste numa solução aquosa de electrólitos com sorbitol e carboximetilcelulose de sódio. A solução é incolor, pH neutro e um sabor suave a menta. Os electrólitos são sais de cloreto e fosfato de sódio, potássio e cálcio. Combatem a boca seca, reabastecendo a humidade oral, substituindo os electrólitos de saliva e mantendo um pH neutro. O esfregaço é utilizado para limpar suavemente todas as superfícies intrabucais, o palato, a mucosa bucal, gengiva, dentes, chão da boca, língua e lábios. Os resultados óptimos são obtidos após 2-3 minutos utilizando os três cotonetes descartáveis. O procedimento deve ser repetido a cada 3-4 horas enquanto o paciente está acordado, embora o tratamento possa ser dado com maior frequência se existirem condições extremamente secas na boca ou para remover detritos acumulados.

SALIVEZE™ Mouth Spray (Wyvern Medical Limited)é uma solução de saliva artificialaquosa de electrólitos. A solução é clara na aparência e ligeiramente viscosa. Os electrólitos estão presentes em concentrações semelhantes às encontradas na saliva humana. Tem um pH neutro e um sabor suave a menta. É apresentado num frasco de plástico de 50ml com uma tampa de spray operada manualmente e é administrado por meio da bomba de spray operada manualmente na tampa do frasco. É pulverizado na boca quer por auto-administração quer por prestadores de cuidados. Cada depressão da bomba de spray na tampa do frasco dispensa 0,5ml da solução. Normalmente, uma depressão é suficiente para humedecer a boca.

O substituto da saliva **oral** é uma solução de saliva artificial contendo electrólitos em concentração e viscosidade modificados para estimular a saliva natural. Os electrólitos incluem sódio, potássio, magnésio, cálcio, fosfato, flúor e cloreto. É conservado com metil-hidroxibenzoato (0,2%) e adoçado com sorbitol (4%). É de cor rosa e aroma de limão, disponível em frasco de 125ml. 1 ou 2 depressões são pulverizadas na boca quando necessário. Não altera o fluxo salivar, mas humedece a boca.

Regelink et al (1998) [106]estudaram a eficácia do gel de equilíbrio oral que é um gel hidratante à base de metacrilato de poliglicerilo (para humidificação e lubrificação da mucosa oral), lactoperoxidase e glucose oxidase (para protecção contra infecções orais) em 28 pacientes irradiados. Na avaliação dos pacientes após 3 meses, houve uma redução estatisticamente significativa das queixas relacionadas com a secura nos pacientes, que sofrem de xerostomia grave, embora não tenha havido uma melhoria notável nas medidas objectivas salivares.

Regelink et al (1998) [106]relataram uma redução estatisticamente significativa das queixas relacionadas com a secura em 28 pacientes irradiados que sofriam de xerostomia severa ao utilizarem o equilíbrio oral, um substituto da saliva à base de poliglicerilmetacrilato, lactoperoxidase e glucose oxidase como componentes activos.

Frost et al (2002) [107]realizaram um único estudo cruzado cego aleatório comparando um dispositivo de lubrificação intra oral recentemente concebido com os métodos habituais de lubrificação de boca seca. O dispositivo foi semelhante a um protector bucal utilizando resina de acetato de vinilo etílico (EVA) com um reservatório de 5-6ml, que foi enchido com gel de equilíbrio oral e lançado na boca através de fendas de 1cm de comprimento. Os resultados foram bons na maioria dos pacientes, preferindo o dispositivo aos seus métodos anteriores. O autor recomenda que seja um método barato (> 2 anos) e alternativo de lubrificação para os doentes de boca seca.

Blom M et al (1992)[108]realizaram períodos de 6 semanas de tratamento de acupunctura para pacientes que sofriam de xerostomia, tendo observado um aumento estatisticamente significativo da taxa de fluxo salivar com melhoria prolongada na produção de saliva apenas em pacientes com xerostomia moderada e não grave. O efeito pode ser devido a mecanismos reflexos que induzem a estimulação parassimpática e aumento do metabolismo nas células glandulares causando aumento da secreção ou pode ser pelo aumento do fluxo sanguíneo local durante e após o tratamento.

4. Estimulação salivar sistémica:

Mais de 24 agentes foram propostos como estimulações sistemicamente, mas apenas 4 foram estudados extensivamente através de ensaios de controlo aleatórios.

1. Bromhexina: É um agente mucolítico cujo mecanismo de acção como sialogogo não é conhecido e não há provas objectivas de aumento da produção salivar após a sua utilização, apesar de serem relatadas melhorias sintomáticas. A sua acção em estimular a salivação é controversa e necessita de testes clínicos.[31,79]

2. Anetholetrithione: é um agente mucolítico cujo mecanismo de acção não é definitivamente conhecido mas foi sugerido para upregular os receptores muscarínicos. Aumenta significativamente o fluxo salivar em pacientes com ligeira hipofunção da glândula salivar, mas é ineficaz em pacientes com disfunção glandular acentuada e requer mais pistas clínicas. Os efeitos secundários são mínimos e têm efeitos sinérgicos com a pilocarpina.[31,79]

3. Cloridrato de pilocarpina: É uma droga parassimpatomimética que funciona como um agonista colinérgico muscarínico. Aumenta a produção salivar ao estimular qualquer função glandular remanescente e é melhor utilizado para xerostomia após radioterapia e síndrome de Sjogren. 5-7,5 mg dado 3-4 vezes por dia é a melhor dose tolerada e os pacientes não desenvolvem tolerância após uso prolongado. A produção salivar aumenta rapidamente atingindo o máximo dentro de 1 hora e a duração da acção é de 2-3 horas. O medicamento tem efeitos secundários ligeiros, tais como transpiração, afrontamentos, frequência urinária, diarreia e visão turva e está contra-indicado em doentes com doenças pulmonares, asma, doenças cardiovasculares, glaucoma ou reflexo ureteral. A pilocarpina pode ser utilizada com segurança e eficácia em qualquer doente com alguma função secretora remanescente.[31,79]

Lockhart Peter B et al (1996) [109]realizou um estudo piloto para avaliar a segurança, eficácia, duração da acção, tolerância múltipla e efeitos secundários de uma formulação de libertação controlada de cloridrato de pilocarpina no tratamento da xerostomia. A formulação foi concebida para proporcionar uma libertação de 5 mg nas primeiras 2 horas, cerca de 11 mg de dose contida em cerca de 8 horas e o restante durante o período seguinte de 4-6 horas para proporcionar níveis ligeiramente superiores do fármaco inicialmente e um nível sustentado durante um período de tempo mais longo. Os doentes fizeram uma proposta de 15 mg. Houve um aumento da produção salivar dentro de 1 hora de dosagem e taxas de fluxo elevadas durante 6-10 horas, que diminuíram e chegaram à linha de base dentro de cerca de 12 horas, proporcionando um horário de dosagem conveniente duas vezes por dia, com um aumento do fluxo à noite também. Houve um aumento significativo na produção salivar total e parotídea com duração superior a 10 horas, sem efeitos secundários indesejáveis.

Michael Brennan T et al (2002)avaliou [62]sistematicamente o nível de evidência disponível nos ensaios clínicos terapêuticos na gestão da xerostomia. Com base na sua extensa revisão da literatura de 1966 a 2001 de ensaios randomizados controlados por placebo revisados por pares, a pilocarpina foi o único agente terapêutico com uma forte base de evidência - apoiando a sua utilização no tratamento da xerostomia numa dose de 5mg QID diariamente durante 2 semanas na síndrome de Sjogren e na xerostomia pós-irradiação. Outro medicamento é 150 IU de interferão - uma TID durante 12 semanas.

4. <u>Cloridrato de Cevimeline</u>: Outro agonista parassimpatomimético com acção específica sobre receptores muscarínicos de glândulas salivares e lacrimais. Pode ser utilizado no tratamento de doentes com síndrome de Sjogren. Os efeitos secundários são semelhantes aos da pilocarpina. Até à data, tem havido poucos ensaios clínicos publicados.[101]

Artur V Khurshdian (2003)[110]realizou um estudo piloto duplo-cego controlado por placebo (12 pacientes) administrando 150 UI de Interferon - 3 vezes por dia durante 48 semanas e encontrou melhorias significativas nas taxas de fluxo salivares estimuladas e não estimuladas em pacientes com síndrome de Sjogren, com melhorias significativas na deglutição de alimentos secos e condições de garganta e secura ocular. O mecanismo de acção do interferon-a não é claro. Propõe-se que o IFN- uma transcrição e produção consistentemente regulada de proteínas de aquaporina-5 com canais de água altamente selectivos presentes nas glândulas lacrimais e salivares, aumentando assim a produção de saliva ao promover a transferência passiva de água através das membranas celulares. Existem receptores activos para IFN-a na mucosa oral e uma resposta imunitária local neste local pode ser modulada.

Poderá ser indicada uma consulta médica antes da apresentação destes medicamentos aos doentes, com condições médicas significativas.[101]

6. Terapias específicas para doenças:

As condições crónicas progressivas que afectam a função da glândula salivar devem ser tratadas para parar o dano da glândula e para permitir a regeneração do parênquima normal restaurando a função como na síndrome de Sjogren.[79]

Medicamentos alternativos com modificação do regime de dosagem devem ser feitos se a xerostomia for secundária aos medicamentos.

O revestimento macio da dentadura / incorporação de metal na placa da dentadura maxilar é benéfico em pacientes com xerostomia que usam dentaduras completas.[87]

Protocolo proposto para a gestão da Xerostomia:

1. Severo

Um substituto da saliva com propriedades semelhantes ao gel (equilíbrio oral) e mucina contendo pastilhas deve ser utilizado durante a noite e quando as actividades diárias estão a um nível baixo. Durante o dia, devem ser aplicados substitutos da saliva com propriedades semelhantes à visco-elasticidade da saliva natural, tais como substitutos à base de ácido poliacrílico, goma xantum e mucina (mucina bovina submandibular).

2. Moderado

Se a estimulação gustativa/ farmacológica da secreção salivar residual não proporcionar uma melhoria suficiente, são indicados substitutos da saliva com baixa elasticidade viscosa, tais como substitutos à base de carboximetilcelulose, hidroxipropilmetilcelulose, mucina (mucina gástrica porcina) ou baixa conc. de goma xantum e ácido poliacrílico. Durante a noite e outros períodos de secura oral grave, a aplicação de gel é melhor.

3. Ligeiro

A estimulação gustativa/farmacológica da secreção salivar residual é o tratamento de escolha e o substituto da saliva pode ser de pouca ajuda.[106]

Futuras terapias de melhoria salivar:

Não existe actualmente nenhuma terapia convencional para aumentar a secreção salivar para pacientes com danos extensos das glândulas. Desde 1994, vários laboratórios transferiram com sucesso vários genes diferentes para as glândulas salivares. Em 1997, Delporte et al descreveram a correcção da hipofunção salivar induzida pela irradiação em ratos através da transferência do cDNA que codifica a aquaporina 1, um canal de água de mamíferos (via de permeabilidade). A sua especificidade é hipotética, e não está pronta para testes clínicos em humanos.

É razoável esperar que uma glândula salivar artificial adequada para testes clínicos possa ser obtida em aproximadamente dez anos. A terapia mais imediata nesta área pode ser a utilização de tecidos salivares autólogos colhidos do indivíduo, expandidos ex-vivo, e depois reimplantados numa matriz apropriada para induzir o recrescimento e a reparação. Por exemplo, o tecido poderia ser colhido antes de um curso de radioterapia de cabeça e pescoço, e colocado de volta num indivíduo após a radiação e um período de cicatrização.[21]

B. SIALORRHEA

Sialorreia refere-se ao excesso de produção de saliva. Os medicamentos (por exemplo, pilocarpina e cevimeline) podem causar um aumento da salivação. Muitas vezes, o relatório de aumento da salivação deve-se a alterações na percepção oral ou diminuição da eficiência de deglutição, e não a um aumento da salivação. Os doentes com alterações neurológicas podem notar um início de sialorreia. Isto ocorre geralmente após um acidente vascular cerebral ou em várias doenças neuro-musculares (por exemplo, a doença de Parkinson). Os doentes que foram submetidos a um procedimento cirúrgico oral extensivo (por exemplo, para cancro oral) podem também relatar alterações no fluxo salivar. Um doente com um grave défice neurológico pode sentir baba devido à incapacidade de engolir eficazmente. A baba pode ser socialmente incómoda e pode afectar a qualidade de vida do paciente.

Um historial médico completo da doença actual é importante para determinar a etiologia da sialorreia. A recolha de saliva é útil no diagnóstico da hiper salivação e dá uma medição objectiva do fluxo salivar. A queixa de aumento da salivação pode ser devida a uma diminuição da eficácia de deglutição. Os estudos de deglutição ajudam no diagnóstico e avaliam o risco de aspiração.

O tratamento da sialorreia varia. Se o paciente estiver com dificuldades de deglutição, recomenda-se o estudo e terapia da patologia da fala. Informar o paciente sobre as alterações da percepção oral e a terapia frequentemente proporciona alívio suficiente. Dependendo das condições médicas do paciente e da gravidade do problema, uma medicação indutora de xerostomia ligeira (como um anti-histamínico) pode ser útil. Foi relatada uma redução temporária no fluxo salivar após a injecção de toxina botulínica nas glândulas parótidas de doentes com doença neurológica.[31]

XI. <u>**ENGENHARIA DAS GLÂNDULAS SALIVARES**</u>

A engenharia de tecidos é uma combinação dos princípios e métodos das ciências da vida com os da engenharia para desenvolver materiais e métodos para reparar tecidos danificados/doentes e para criar substitutos de tecidos inteiros.

Este campo assenta na interface entre a ciência dos materiais e a biocompatibilidade e integra células, andaimes naturais/sintéticos e sinais específicos para criar novos tecidos.

A engenharia de tecidos combina virtualmente um material com moléculas bioactivas que induzem a formação de tecidos ou células cultivadas em laboratório. As moléculas bioactivas são frequentemente proteínas de factor de crescimento que estão envolvidas na formação e remodelação natural dos tecidos. A entrega local de tais factores numa dose correcta durante um período de tempo definido pode levar à proliferação e diferenciação das células do paciente dos locais adjacentes, que depois participam na reparação e/ou regeneração do tecido. A segunda estratégia utiliza células cultivadas no laboratório e colocadas numa matriz no local onde é desejada a formação de novos tecidos ou órgãos.[111]

Embora a maioria do trabalho na engenharia do crescimento de novos órgãos se tenha concentrado em tecidos cuja perda levará à morte do paciente (fígado, pâncreas), há muitas circunstâncias que envolvem a perda de tecidos que não são uma ameaça à vida, como a perda do parênquima salivar e, portanto, a capacidade de fazer saliva; por exemplo, pacientes que recebem radioterapia ou com síndrome de Sjogren.

Bruce J Baum e David J. Mooney (2000)[118] iniciaram um programa piloto para desenvolver uma glândula salivar artificial a estes pacientes. Criaram um dispositivo simples - um tubo de "extremidade cega" - adequado para gravar na mucosa bucal de tais pacientes, cujo lúmen seria revestido com células epiteliais compatíveis e fisiologicamente capazes de movimento unidireccional da água. Isto poderá em breve ser aplicável dentro de mais 10 anos.

Além disso, ainda não foi tentada a reconstrução de defeitos de tecidos complexos constituídos por múltiplos tipos de células no complexo craniofacial, mesmo em ensaios pré-clínicos. Tal objectivo (por exemplo, a engenharia de uma glândula salivar completa e funcional) levará provavelmente cerca de 10 a 15 anos.

XII. **TERAPIA DE GLÂNDULAS SALIVARES E GENES**

Gene terapia é um termo que tem surgido com crescente frequência tanto na literatura popular como na científica. A terapia génica está a ter um impacto generalizado e significativo em áreas relacionadas com a prática dental baseada na ciência. [112]É normalmente utilizada em referência a qualquer aplicação clínica da transferência de um gene estrangeiro.

A transferência de genes surgiu como uma ferramenta potencialmente valiosa para a gestão de algumas doenças clínicas.[115] O Dr. Bruce J Baum, Director Clínico do Instituto Nacional de Investigação Dentária, Instituto Nacional de Saúde, Bethesda tem sido pioneiro na aplicação da transferência de genes no campo da Medicina Dentária desde 1995.

A transferência de genes tem sido utilizada clinicamente para dois fins:[113]

1. Terapia, a correcção de um defeito herdado ou adquirido através da transferência de um gene estrangeiro.

2. Terapêutica, os usos da transferência genética para produzir biomoléculas com funções farmacológicas. Pode ser utilizada quer para tratamento quer para fins profilácticos.

A terapia genética está a encontrar a sua aplicação em vários campos da odontologia, tais como na correcção de defeitos ósseos mandibulares utilizando uma transferência genética de Ad-BMP; na terapia do cancro oral através da transferência genética do gene E6/E7, destinado contra HPV-16 e 18, conhecido por causar o desenvolvimento tumoral. As glândulas salivares são um tipo de tecido que não foi inicialmente considerado para aplicações da tecnologia de transferência genética.

A posição anatómica das glândulas salivares pode permitir a utilização da terapia genética somática para as doenças das glândulas salivares, bem como para o fornecimento de proteínas terapêuticas à boca e aos GIT superiores. Por exemplo, a transferência de novos genes para as glândulas pode impedir a destruição dos tecidos das glândulas salivares, conferir função secretora aos tecidos residuais ou conferir novas características secretoras às glândulas intactas.
[114]

As principais glândulas salivares, têm muitas características que as tornam alvos atractivos para a transferência de genes:[115]

1. São muito acessíveis, uma vez que os orifícios ductais de todas as principais glândulas salivares se abrem directamente para a cavidade oral.

2. Segundo, essencialmente todas as células epiteliais (acinar e ductal) destas glândulas têm as

suas membranas plasmáticas (superfícies apicais) directamente em contacto com a árvore ductal, e portanto com a boca.

3. As glândulas salivares humanas estão bem encapsuladas, uma circunstância que deve eliminar ou pelo menos minimizar a preocupação com a propagação de vectores para além do tecido glandular.

4. As células epiteliais das glândulas salivares são capazes de produzir quantidades consideráveis de proteínas, especialmente para exportação, embora na sua maioria em direcção exócrina [115]

Os genes são entregues às células após a canulação directa das glândulas através dos orifícios ductais, seguida de uma lenta infusão do vector através de uma seringa. A transferência in-vivo do gene para as células da glândula salivar é feita utilizando vectores que podem ser virais ou não virais. Os vírus comuns utilizados são retrovírus, adenovírus e vírus adeno-associados. A sua replicação é deficiente para que cresçam apenas no ambiente laboratorial e não no mundo exterior. Podem causar danos potenciais ao hospedeiro. Os vectores não virais ou físicos, como lipossomas e conjugados macromoleculares, são relativamente seguros para o hospedeiro, por outro lado. Embora a lacuna esteja a diminuir, os vectores adenovirais recombinantes são os vectores normalmente utilizados na transferência de genes da glândula salivar, uma vez que são capazes de infectar tanto as células que dividem como as que não dividem. Isto é importante porque as células salivares dividem-se muito lentamente.

Potenciais aplicações clínicas:

As aplicações que utilizam a transferência genética mediada por adenoviral estão a ser dirigidas a dois campos:

1 . Terapia genética: visa a reparação de glândulas salivares cujas células acinares tenham sido irreversivelmente danificadas. A irradiação terapêutica para tumores da cabeça e pescoço com glândulas salivares no campo de radiação e a exocrinopatia auto-imune, síndrome de Sjogren, são duas situações comuns que resultam no dano das células salivares de secreção de sal, células salivares permeáveis à água. A terapia genética visa converter as células ductais sobreviventes que são absorventes de sal e impermeáveis à água em células como as células que secretam sal e fluido.

Simmons RK (2001) e Bruce J Baum (2002) relataram que era possível alcançar um tipo de correcção para a hipofunção salivar induzida pela irradiação através da transferência do gene (AdhaAQP1) para uma proteína de canal de água (aquaporina-1, AQP1) em glândulas submandibulares irradiadas de rato com um vector adenoviral recombinante com o objectivo de converter as células ductais não-secretas sobreviventes da radiação em fenótipo secreto. Quando foram administrados aos animais irradiados o adenovírus codificador de AQP1, as taxas de fluxo salivares eram indistinguíveis do nível de controlo a três dias após a administração. Este estudo sugere que a transferência do gene AdhaAQP1 pode ser útil no tratamento de danos das glândulas salivares pós-irradiação. No entanto, é necessária cautela porque até agora, estudos com primatas não demonstraram que a transferência do gene AdhaAQP1 seja tão eficaz como a observada em ratos.

A intervenção imunológica em doenças auto-imunes como a síndrome de Sjogren é um assunto delicado, uma vez que qualquer manipulação tem de equilibrar a manutenção de importantes funções imunoprotectoras com a supressão de uma resposta imunitária patológica. Uma razão positiva para considerar a imunomodulação das glândulas salivares em doentes com síndrome de Sjogren utilizando a transferência genética é que a intervenção utiliza um parto direccionado, local com expressão selectiva do tecido, ou seja, a glândula salivar encapsulada. No entanto, uma grande preocupação sobre a utilização de vectores de transferência genética com pacientes que têm doenças auto imunitárias como a síndrome de Sjogren é a possibilidade de uma reacção imunológica ao vector.

Bruce J Baum et al (2002) concentraram-se na transferência do gene para humano ou hIL-10 usando um vector AAV2 recombinante. hIL-10 tem um amplo espectro de efeitos biológicos tais como a inibição da proliferação de células T específicas do antigénio, da produção de citocinas por células do tipo Th1 e da apresentação do antigénio dependente de macrófagos, todos eles conhecidos por estimular os processos citotóxicos das células T e induzir a inflamação dentro da glândula. Hipoteiam que a transferência do gene hIL-10 levaria a uma mudança na distribuição do subconjunto linfocitário Th1/Th2, reduzindo o infiltrado linfocitário glandular, levando a um aumento na produção de saliva.[111,113,112,115]

2 .Gene Terapêutica: A segunda linha de experimentação consiste em utilizar glândulas salivares que funcionam normalmente para distribuir nas suas secreções, produtos biofarmacêuticos codificados por genes estranhos transferidos.[113,112,115]

O papel fisiológico primário da saliva é proteger e nutrir todos os tecidos da cavidade oral e do tracto gastrointestinal superior. Apesar da presença de secreções salivares normais, a cavidade oral pode ser o local de morbidades significativas, por exemplo, cárie dentária, doenças periodontais, úlceras de mucosas e candidíase. A terapêutica genética visa aumentar as secreções salivares para ajudar a gerir a patologia do tracto gastrointestinal superior.

Mastrangeli et al (1994)[114]administraram vectores de adenovírus recombinantes Ad.RSVPgal [codificação da proteína intracelular P-galactosidase (P-Gal)] e AdalAT [codificação da ai-antitripsina humana (ai-AT), uma proteína secretada] para linhas de células glandulares salivares in vitro e encontraram expressão genética exógena. A sua injecção do vector Ad.RSVPgal nas glândulas salivares de rato in vivo resultou na expressão de P-Gal tanto em células acinares como ductais. Infectaram Ad.RSVPgal a glândulas salivares menores ex-vivo humanas e depois implantadas em ratos imunodeficientes combinados graves. A partir dos resultados obtidos, optaram que os vectores de adenovírus recombinantes deficientes de replicação podem ser eficazmente utilizados para a transferência in vivo de genes para as glândulas salivares, alargando assim os horizontes da sua aplicação na introdução de proteínas antimicrobianas na saliva para controlar infecções bacterianas/fúngicas da cavidade oral e GIT superior.

Laboratório no NIDCR, grupos na Genteric Inc. na Califórnia, Mount Sinai School of Medicine em Nova Iorque e a Universidade Médica da Carolina do Sul, Charleston, bem como investigadores participantes num esforço de colaboração entre a Universidade do Alabama School Of Medicine, Birmingham, e a Universidade de Regensburg na Alemanha, publicaram relatórios de transferência genética bem sucedida para glândulas salivares. Uma variedade de genes foi transferida nestes estudos, incluindo genes que codificam um factor de transcrição (E2F-1), inibidores da protease (a1-antirypsina e kallistatina), uma proteína que afecta a apoptose (Fas ligand) e várias "proteínas repórteres" não-mamíferas (P- galactosidase, cloranfenicol transferase e luciferase).[112]

Simmons RK et al (2001) [111,115]construíram um adenovírus recombinante (AdCMVH3) que codifica a potente história do polipéptido anti-candidato3. A condição clínica que visaram com este vector é a candidíase da mucosa resistente ao azole, uma condição potencialmente ameaçadora de vida que muitas vezes afecta doentes imunodeprimidos. AdCMVH3 foi utilizado para infectar a parótida de rato e as glândulas submandibulares. Embora os humanos segreguem considerável histatina 3 na sua saliva, os roedores não segregam nenhuma. Após a infecção com AdCMVH3, a histatina 3 foi prontamente detectada na saliva de rato, a níveis até dez vezes superiores aos normalmente encontrados na saliva humana. É importante notar que a histatina3 produzida a partir deste vector era capaz de matar eficazmente tanto espécies candidatas resistentes ao azole como sensíveis ao azole.

Baum BJ et al (1995)[113,112] citaram Drs.R.Genco e A.Sharma do Centro de Investigação de Doenças Periodontais SUNY-Buffalo que isolaram o gene da fimbrilina, uma proteína de superfície da importante bactéria periodontopática Porphyromonasgingivalis. Estão a construir um adenovírus recombinante contendo este gene e irão transferi-lo para as glândulas salivares.

Prevêem que o produto proteico solúvel deste gene será secretado localmente em torno da glândula, bem como na saliva. Esperam que a fimbrilina localmente segregada produza uma resposta imunológica que conduza à produção de uma IgA secretora específica. Esta IgA secretora seria secretada na saliva e neutralizaria P.gingivalis, inibindo a sua capacidade de participar na formação da placa bacteriana. Da mesma forma, a fimbrilina secretada na saliva poderia ligar-se aos componentes da película, bloqueando a fixação de P.gingivalis. Esta estratégia, ou uma semelhante, embora na sua infância, poderia revelar-se uma nova ferramenta muito útil contra doenças periodontais, especialmente em populações de alto risco

Terapêutica genética sistémica: Durante anos, tem sido sugerido mas não inequivocamente provado que as glândulas salivares e outras glândulas exócrinas poderiam secretar proteínas de uma forma endócrina directamente na corrente sanguínea. Ao utilizar um adenovírus recombinante que codifica a alanitrina humana,

Todos estes estudos mostram claramente que a transferência genética é prontamente realizada in vivo com glândulas salivares, e é potencialmente de considerável valor clínico. No entanto, ainda existem problemas significativos, e as aplicações clínicas de rotina são improváveis durante pelo menos sete a dez anos[115].

CONCLUSÃO

A saliva é um fluido oral muito valioso. Serve como uma fonte de informação fácil de recolher e não-invasiva. Continua a demonstrar que é mais complexa do que é geralmente percebida e tem mais valor diagnóstico do que é geralmente apreciado.

Muitas áreas de investigação envolvendo componentes e funções salivares estão em curso para o diagnóstico, tratamento e prevenção de doenças locais e sistémicas. A medicina dentária deve apoiar o desenvolvimento e promoção da saliva como janela para o bem-estar e como meio de detecção e prevenção precoce de doenças. Quer a saliva ocorra em quantidades como grandes ou pequenas, o reconhecimento deve ser dado às muitas contribuições que ela faz para a preservação e manutenção da saúde oral e sistémica.

A engenharia de tecidos irá afectar significativamente a prática dentária nos próximos 25 anos e a prática clínica dentária em 2025 será certamente diferente. Portanto, é o valor da saliva para a humanidade. Irá expandir-se durante os próximos anos à medida que mais estudiosos, educadores e prestadores de cuidados de saúde vierem a apreciar o seu mundo fascinante.

REFERÊNCIAS

1. Zhanzhi Hu. A história da investigação baseada na saliva. Saliva-Based Translational Research & Clinical Applications, editora Star CA 2007:1-4.

2. Kumar GS. Glândulas salivares. Orban's oral histology and embryology, 13edition[th],Elsevir publishers 2011:292-311.

3. Sembulingam K,Sembulingam P. Mouth and Salivary Glands-Essentials of Medical Physiology, 6th edição jaypeepublishers 2012:223-229.

4. Antonio Nanci.Development, Structure and function Tencate's Oral Histology 8th edition Elsevier publishers 2013:253-270.

5. Antonio Nanci. Development, Structure and function.Tencate's Oral Histology, 3rd edition, Elsevier publishers 1999:315-344.

6. Ahn SJ, Kho HS. Papel das proteínas salivares na aderência de estreptococos orais a vários braquetes ortodônticos. Journal of Dental Research 2002;81(6):411-415.

7. Richard S Snell. Neuro-anatomia clínica para estudantes de medicina, 5 [th]edição Walters Kluwer 2009: 215-222.

8. Robert M. Bradley. Fisiologia Oral - Aspectos essenciais da fisiologia oral. 2 [nd]edição.

9. Edgar WM. Saliva: A sua secreção, composição e função. British Dental Journal 1992;172:305.

10. Maji Jose. Glândulas Salivares. Essencial da Biologia Oral. 1 [st]edição CBS publishers 2012;123-134.

11. Sue P, Humphrey, Russel TW. Uma revisão da saliva; fluxo e função da composição normal. Journal of Prosthodontics Dentistry 2001;85:162-169.

12. Jorgon S, Taubman M. Comtemporary oral microbiology and Immunology, Mosbay1992:112-119.

13. Iontcheval Openheim FG, Troxler RF. A mucina salivar humana MG1 forma selectivamente complexos heterotípicos com amilase, proteínas ricas em prolina, statherin e histatina Journal of Dental Research 1997;76(3):734-743.

14. Veerman ECI, Ligtenberg AJM. Ligação de mucinas salivares humanas de alto peso molecular (MG1) a hemofilusparainfluenzae. Journal of Dental Research 1995;74(1):351-357.

15. Fine D H, Furgang D. Os níveis de ferro da lactoferrina são reduzidos na saliva de doentes com periodontite agressiva localizada. Journal of Periodontal 2002;73:624- 630.

16. Wan AKL, Seow WK. Imunoglobulinas na saliva de proteínas e bebés de termo completo. Um estudo longitudinal a partir dos 0-18 meses de idade. Imunologia Microbiana Oral 2003;18:72-78.

17. Childers NK, Greenleaf C. Efeito da idade na distribuição de imunoglobulina e subclasse na saliva parótida humana. Imunologia Microbiana Oral 2003;18:298-301.

18. Perinpanayagam HER, Van Wugckhuyse BC. Caracterização de peptídeos de baixo peso molecular na saliva parótida humana. Journal of Dental Research 1995;74(1):345-350.

19. Edgar WM. Saliva e saúde dentária: implicações clínicas da saliva; Relatório de uma reunião de consenso. British Dental Journal 1990:96-98.

20. Markku L. Saliva e cárie dentária: Testes diagnósticos para a prática normal da medicina dentária. International Dental Journal 1992;42:199-208.

21. Atkinson JC, Baum BJ. Melhoria salivar: estado actual e terapias futuras. Journal of Dental Education 2001;65(10):1096-1101

22. Kleinberg I, Wolff MS, Codipilly DM. Papel da saliva na secura oral, tacto oral e malodor oral. International Dental Journal 2002;52:236-240.

23. Christopher LB Lavelle. Fisiologia oral aplicada 2ediçãond 1988:128-141.

24. j0rgenS, Henrik S. Agentes patogénicos bacterianos e virais na saliva: relação da doença e risco infeccioso. journal of Periodontology 2011;55:48-694.

25. Lin AL, Johnson DA. Actividade salivar anticandidal e composição da saliva numa coorte infectada com VIH. Imunologia Microbiana Oral 2001;16:270-278.

26. Malamud D.Saliva como fluido de diagnóstico: segundo agora o sangue?BMJ. 1992;305:207-208.

27. Nina E, Hannu A. Caudal de saliva, actividade de amilase e concentrações de proteínas e electrólitos na saliva após o consumo de álcool. Cirurgia Oral Medicina Oral Patologia Oral Radiologia Oralendodontia oral 2001;92:292-298.

28. Shinjiro K, Shuji A. Baixo fluxo salivar e compostos voláteis de enxofre no ar bucal. Cirurgia Oral Medicina Oral Patologia Oral Radiologia Oralendodontia oral 2003;96:38-41.

29. Leo MS Reconhecimento e tratamento de condições induzidas por salivares Revista Internacional Dentária 1989;39:197-204

30. Mandel ID The diagnostic uses of saliva Journal of Oral Pathology Medicine 1990;19:119-125

31. Martin SG, Michael G, Burket's Oral Medicine. Diagnóstico e tratamento. 10ª edição Elsevier 2003:236-246

32. Johnnes's GE, Arjan V. Mucin contendo pastilhas no tratamento de problemas intra orais associados com a Síndrome de Sjogren. Cirurgia Oral Medicina Oral Patologia Oral Radiologia Oralendodontia oral 1993;75:466-471

33. Karin M . Hold B . S . Saliva como instrumento analítico em toxicologia, International Journal ofDrug Testing.1999;1(1):1-36.

34. Kazunori I, Hidenori S. Associação de fluxo salivar com função oral numa amostra de adultos mais velhos residentes na comunidade no Japão. Cirurgia Oral Medicina Oral Patologia Oral Radiologia Oralendodontia 2002;94:184-190.

35. Daniel M: Saliva como fluido de diagnóstico segundo agora ao sangue, JBM 1992;305:200-207.

36. Zelles, Purushotham KR. Saliva e factores de crescimento: a fundação da juventude reside em todos nós. Journal of Dental Research 1995;74(12):1826-1832.

37. Irwin O Mandel. Diagnóstico salivar: Mais do que uma lambidela e uma promessa. JADA 1993;124:85-88.

38. Lawrence AT: Uma revolução na avaliação Biomédica: O desenvolvimento do diagnóstico salivar. Journal of Dental Education 2001;65(12):133-135.

39. Harold C Slavkin. Rumo ao diagnóstico de base molecular para a cavidade oral. JADA 1998;129:1138-1143.

40. Dawes C e Macpherson LMD. A distribuição de saliva e sacarose à volta da boca durante o uso de pastilha elástica e as implicações para a especificidade do local de depósito de cáries e de cálculos. Journal of Dental Research 1993;72(5):852-857.

41. Harald AB, Linke. Composição microbiológica de saliva inteira e experiência de cárie em populações minoritárias. Dental Clinical North America 2003; 47:67-85.

42. Stephen MJ. A relação entre dieta, saliva e cárie dentária do biberão. International Dental Journal 1996;46:399-402.

43. Kaufman ER. Análise da saliva para diagnóstico periodontal - Uma revisão. Journal of Clinical Periodontology 2000;27:453-465.

44. Hagewald S, Bernimorlin. Subclasses IgA salivares e bactérias - subclasses IgA reactivas e bactérias - IgA reactivas em doentes com periodontite agressiva. Journal of Periodontology Research 2002;37:333-339.

45. Streckfus CF, Wu AJ. Caudal estimulado de parótida salivar em normotensivos, hipertensivos e hidroclorotiazida medicados afro-americanos. Journal of Oral Pathology Oral Medicine 1994;23:280-283.

46. Battino M, Ferreiro MS. A capacidade antioxidante da saliva. Journal of Clinical Periodontology 2002;29:189-194.

47. Jukka H M, Pan R. Salivary albumin e outros constituintes e a sua relação com a saúde oral e geral nos idosos. Triplo nas pessoas idosas. Cirurgia Oral Medicina Oral Patologia Oral Radiologia Oral 2002; 94:432-438.

48. Henenia PL. Marcadores salivares de doença sistémica, diagnóstico não invasivo da doença e monitorização da saúde em geral. Journal of Canadian Dental Association 2002;68(3):170-174.

49. Philip CF. Envolvimento da glândula salivar na infecção pelo HIV-1. Cirurgia Oral Medicina Oral Patologia Oral Radiologia Oral 1992;73:168-170.

50. Liisa M, Timo S. Salivary albumin, proteína total, IgA, IgG&IgM concentrações e ocorrência de alguns agentes patogénicos periodontais em doentes infectados com VIH; Um estudo de

acompanhamento de 2 anos. Journal of Oral Pathology Oral Medicin 2001;30:553-559.

51. Diane CS, Gary D S. Os factores orais e sistémicos associados ao aumento dos níveis do vírus da imunodeficiência humana tipo I RNA estão na saliva. Cirurgia Oral Medicina Oral Patologia Oral Radiologia Oral 2000;89:432-440.

52. Mandel Irwin D. Os usos diagnósticos da saliva. Journal of Oral Pathology Medicine 1990;19:119-125.

53. Danielle M Z, Mee LH. Método sensível para a detecção dos vírus do herpes humano 6 e 7 na saliva colhida em estudos de campo. Journal of Clinical Microbiology 2000;38(5):1981-1983.

54. Lamey PJ, Nolan A. Anticorpo anti HIV na saliva: uma avaliação do papel do componente da saliva, metodologias de teste e sistemas de recolha. Journal of Oral Pathology Oral Medicin 1996;25:104-107

55. Valimaa H, Waris M. Salivary factores de defesa na infecção pelo vírus do herpes simplex. Journal of Dental Research 2002;81(6):416-421.

56. Challacombe SJ. Aspectos imunológicos da candidíase oral. Cirurgia Oral Medicina Oral Patologia Oral Radiologia Oral 1994;78:202-210.

57. Vuotila T, Ylikontiola L. A relação entre as MMPs e o pH na saliva total de doentes com cancro da cabeça e pescoço irradiado. Journal of Oral Pathology Oral Medicin 2002:31:329-338.

58. Scannapieco FA. Papel das bactérias orais na infecção respiratória. Journal ofPeriodontalogy 1999;70:793-802.

59. Murrah VA, Crosso. Variação da membrana do porão da glândula parótida em mellitus diabético. Journal of Oral Pathology Oral Medicine 1985;14:236-246.

60. Rachel D, Alex Z. Concentrações de endotelina salivar na avaliação da insuficiência cardíaca crónica. A lanceta 2000;355:468-469.

61. Rachel IG, Dimitris A. Medidas de cortisol salivar da noite como um teste de rastreio simples, não invasivo e ambulatorial para a síndrome do cushings em crianças e adolescentes. Journal of Pediatric 2000;137:30-35.

62. Michael TB, Galib S. Tratamento da xerostomia: Uma revisão sistemática dos ensaios terapêuticos. Clínica Dentária América do Norte 2002;46(4):847-856.

63. Charles S, Lenora B. Avaliação da fiabilidade do solúvelC-erbB-2 concentrações na saliva de homens e mulheres saudáveis. Cirurgia Oral Medicina Oral Patologia Oral Radiologia Oral 2001;91:174-179.

64. Lenora RB, Charles FS. O uso potencial da saliva para detectar a recorrência de doenças em mulheres com carcinoma da mama. Journal of Oral Pathology Medicine. 2002; 31:421-431.

65. RaclineMc I, Lenora B. Uso de contraceptivos orais e a expressão de CA 15-3 e C-erbB-2 na saliva de mulheres saudáveis. Cirurgia Oral Medicina Oral Patologia Oral Radiologia

Oral1999;88:687-690.

66. Chaushu S, Yefenof E. Grave deficiência da produção de Ig secretora em sálvia parótida de indivíduos com síndrome de Down.Journal of Dental Research. 2002; 81(5):308-312.

67. Chaushu S, Yefeof E, Becker. Uma ligação entre o nível de Ig salivar parótida e as infecções respiratórias recorrentes em doentes jovens com síndrome de Down. Imunologia Microbiana Oral 2002;17:172-176.

68. Walker RF, Wilson DW, Read GF, Riad-Fahmy D. Avaliação da Função Testicular pelo Radioimunoensaio da Testosterona na Saliva. International JournalAndrology 1980;3:105-120

69. Dabbs JM. Medidas de Testosterona Salivar: Fiabilidade em Horas, Dias e Semanas; Journal of Phycological and Behavior 1990;48: 83-86.

70. Fred VH. Saliva como fluido para a medição dos níveis de estriol. American Journal of Obstetrics Gynecology1999;180:226-231.

71. Philip HR, James AMG. Precisão dos testes de estriol salivar em comparação com a avaliação tradicional do factor de risco na previsão do nascimento prematuro. American Journal of Obstetrics Gynecology1999;180:214-218.

72. Philip HR, James AMG. Estriol salivar em série para detectar um risco acrescido de nascimento prematuro. American Journal of Obstetrics Gynecology 2000;96:490-497.

73. Martin JJ, Eileen G. A exposição das crianças ao fumo passivo em Inglaterra desde a década de 1980: evidência cotinina dos inquéritos populacionais. BMJ 2000;321:343- 345.

74. Hanna P, Jukka H M. Fluxo e composição salivares em doentes idosos encaminhados para uma enfermaria de cuidados geriátricos agudos. Cirurgia Oral Medicina Oral Patologia Oral Radiologia Oral 1997;84:265-271.

75. Sweet D, Hildebrand D. Saliva de mordedura de queijo produz perfil de ADN de ladrão: um relato de caso. International Journalof Legal Medicin 1999;112(3):201- 203.

76. Soukos NS. Um método rápido para detectar manchas de saliva seca da pele humana usando espectroscopia de fluorescência. Revista Forensic Science International 2000;114(3):133-138.

77. Sinclair K, McKechnie VM. Extracção de ADN de selos e abas de envelope utilizando QIAamp e QIAshredder. Journal of Forensic Science 2000;45(1):229- 230.

78. Charles F. Streckfus, Ava J W. Comparação do fluxo salivar estimulado da glândula parótida em pessoas normotensas e hipertensivas. Cirurgia Oral Medicina Oral Patologia OralOral Radiologia Endodontia 1994;77:615-619.

79. Philip CF, Gestão da boca seca. Clínica Dentária América do Norte 1997;41(4):863-875.

80. James G, Paul AM. Xerostomia: Etiologia, reconhecimento e tratamento. JADA2003;134:61-69.

81. Neville BW, Barragem DD. Patologia Oral e Maxilofacial. 2ª edição Philadelphia W.B. Sarunders2002;398-404.

82. Billings RJ, Proskin HM. Xerostomia e factores associados numa comunidade que habita populações adultas. Community Dental Oral Epidemiology 1996;24:312-316.

83. Rigmor EP, Kenneth T I. Diferenças nas taxas de fluxo salivares em sujeitos idosos que utilizam medicações xerostomáticas. Cirurgia Oral Medicina Oral Patologia Oral Radiologia Oral1991;72: 42-46.

84. Mahvash N, Vernon B J. Relação do estado médico, medicação e taxas de fluxo salivares em adultos de diferentes idades. Cirurgia Oral Medicina Oral Patologia Oral Radiologia Oral 1996; 81:172-176.

85. Charles FS. Função salivar e hipertensão. Uma revisão da literatura e um relatório de caso. JADA1995;126:1012-1017.

86. Hanna P, Jukka H M. Prevalência de boca seca subjectiva e boca ardente em doentes idosos hospitalizados e ambulatórios em relação à saliva, medicação e doenças sistémicas. Cirurgia Oral Medicina Oral Patologia Oral Radiologia Oral 2001;92:641-649

87. James G e Paul AM. Xerostomia: Etiologia, reconhecimento e tratamento. JADA 2003;134:61-69.

88. Satishchandra P,Elisa MG, Jonathan AS.Development of a Visual Analog Scale questionnaire forsubjective assessment of salivary dysfunction 2001;91(3):311-316.

89. Roger P L, Terence J F. Fluxo salivar em doentes com cancro de cabeça e pescoço 0,5 a 25 anos após a radioterapia. Cirurgia Oral Medicina Oral Patologia Oral Radiologia Oral 1990;70:724-729.

90. Leo SM, Anthony V. Xerostomia Parte II relação com sintomas normais, medicamentos e doenças Cirurgia Oral Medicina Oral Patologia Oral 1989;68:419- 427.

91. Hannah BA, Nina G. Saliva total em doentes com lúpus eritematoso sistémico. OralSurgeryOralMedicineOralPathologyOral RadiologyEndodontics1993;75:696-699.

92. Charles FS, Ava J Wu. Comparação do fluxo estimulado de glândulas salivares parotídeas em pessoas normotensas e hipertensivas. Cirurgia Oral Medicina Oral Patologia Oral Radiologia OralEndodontic's 1994;77:615-619.

93. Sankar V, Michael T, Brennan. A tensão arterial elevada não está relacionada com o fluxo de saliva em doentes com síndrome de Sjogren. Oral Surgery Oral Medicine Oral Pathology 2002; 94:179-183.

94. Jukka HM, Hanna lC. Saliva em doentes diabéticos não dependentes de insulina e sujeitos de controlo. Cirurgia Oral Medicina Oral Patologia Oral Radiologia OralEndodontia 1998;86:69-76.

95. Elisa MC, George WT. Função salivar e controlo glicémico em pessoas idosas com diabetes.

Cirurgia Oral Medicina Oral Patologia Oral Radiologia OralEndodontia 2000;89:305-311.

96. Elisa CM, Luisa B. Uma análise longitudinal do fluxo salivar em sujeitos de controlo e adultos mais velhos com diabetes tipo 2. Cirurgia Oral Medicina Oral Patologia Oral Radiologia Oral2001;91:166-173.

97. Arthur HF, Freidlander IK. Depressão de fim de vida: O seu significado para a saúde oral. International Dental Journal2003;53:41-50.

98. Caplan DJ, Hunt RJ. Fluxo salivar e risco de perda de dentes numa população idosa. Community Dental Oral Epidemiology 1996;24:68-71.

99. Mahvash N. Como pode o prestador de cuidados de saúde oral determinar se os pacientes têm boca seca.JADA2003;134:613-620.

100. Satishchandra P, Elisa MG. Desenvolvimento de um questionário visual à escala analógica para avaliação subjectiva da disfunção salivar. Cirurgia Oral Medicina Oral Patologia Oral Radiologia Oral 2001;91:311-316.

101. Martin S G, Michael G, Burket's Oral Medicine. Diagnóstico e tratamento. 10 [th]edição Elsevier 2003:236-246.

102. Leo MS. Reconhecimento e tratamento de condições induzidas por salivares. International Dental Journal 1989;39:197-204.

103. Navazesh M, Christensen C, Brightman V. Critérios clínicos para o diagnóstico de hipofunção das glândulas salivares. Journal of Dental Research 1992;71(7):1363- 1369.

104. Andy W, Dan H. Uma técnica simples para a determinação da hipofunção da glândula salivar. Cirurgia Oral Medicina Oral Patologia Oral Radiologia Oral 2002;94:175-178.

105. Edgar WM. Substitutos do açúcar, pastilhas elásticas e cáries dentárias - a review BritishDental Journal 1998;184(1):29-32.

106. Regelink G, Vissink A. Eficácia de um substituto de saliva de polímero sintético na redução de queixas orais de pacientes que sofrem de xerostomia induzida por irradiação. Quintessence International1998;29:383-388.

107. Frost PM, Shirlaw PJ. As preferências dos pacientes num estudo preliminar comparando um dispositivo lubrificante intraoral com os métodos habituais de lubrificação do mês seco. British Dental Journal 2002;12(7):403-408.

108. Blom M, Davidson I. O efeito da acupunctura nas taxas de fluxo salivar em pacientes com xerostomia. Cirurgia Oral Medicina Oral Patologia Oral Radiologia Oral 1992;73:293-298.

109. Philip CF, Anne C G. Estudo piloto de pilocarpina de libertação controlada em sujeitos normais. Cirurgia Oral Medicina Oral Patologia Oral Radiologia Oral1996;82(5):517-524.

110. Arthur V K. Um estudo piloto para testar a eficácia da administração oral de interferon - uma pastilha para doentes com síndromes de Sjogren. Cirurgia Oral Medicina Oral Patologia Oral

Radiologia Oral2003;95:38-44.

111. Baum BJ, David J M: O impacto da medicina dentária de engenharia de tecidos. JADA2000;131:309-318.

112. Baum Bruce J, Marc K. The impact of gene therapy on dentistry.A revisiting após seis anos. JADA 2002;133:35-43.

113. Baum BJ, Brian CO. O impacto da terapia genética na odontologia. JADA 1995;126:179-189.

114. Mastrangeli A. Transferência directa in vivo de genes mediados por adenovírus para glândulas salivares. American Journal of Physiology 1994;266:1146-1155.

115. Simmons RK, Baum BJ. Transferência de genes para glândulas salivares. Journal of Dental Education 2001;65(9):907-909.

116. Boyle JO, Mao L. Gene mutações na saliva como marcadores moleculares para carcinomas de células escamosas da cabeça e pescoço. American Journal of Surgery 1994;168(5):429-432.

117. Navazesh M, Mulligan R et al. A prevelanização da Xerostomia e da hipofunção da glândula salivar numa coorte de mulheres seropositivas e em risco. Journal of Dental Research 2000;79(7):1502-1507.

118. Sinclair K, McKechnie VM. Extracção de ADN de carimbos e abas de envelope utilizando o amplificador QIA e o triturador QIA. Journal of Forensic Science 2000;45(1):229-230.

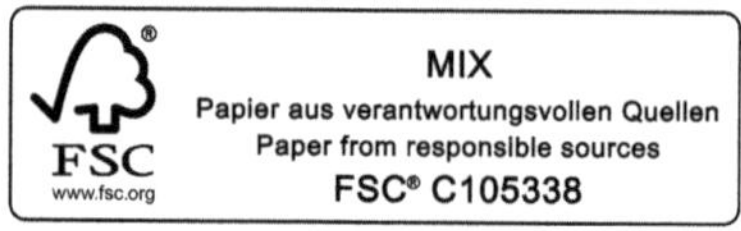

MIX
Papier aus verantwortungsvollen Quellen
Paper from responsible sources
FSC® C105338
FSC
www.fsc.org